AUMENTE O PODER DO SEU SUBCONSCIENTE

PARA TER SAÚDE E VITALIDADE

DR. JOSEPH MURPHY
ORG. ARTHUR R. PELL, ph.D.

AUMENTE O PODER DO SEU SUBCONSCIENTE
PARA TER SAÚDE E VITALIDADE

Tradução
Evelyn Kay Massaro

1ª edição

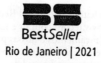
BestSeller
Rio de Janeiro | 2021

CIP-BRASIL. CATALOGAÇÃO NA PUBLICAÇÃO
SINDICATO NACIONAL DOS EDITORES DE LIVROS, RJ

M96a   Murphy, Joseph, 1898-1981
         Aumente o poder do seu subconsciente para ter saúde e vitalidade / Joseph Murphy ; Evelyn Kay Massaro ; editado e atualizado por Arthur R. Pell. – 1ª ed. – Rio de Janeiro : Best Seller, 2021.

         Tradução de: Maximize your potential through the power of your subconscious mind for health and vitality
         ISBN 978-65-5712-193-1

         1. Corpo e mente. 2. Inconsciente (Psicologia). 3. Vitalidade. 4. Livros eletrônicos. I. Massaro, Evelyn Kay. II. Pell, Arthur R. III. Título.

21-72117
CDD: 154.2
CDU: 159.955

Meri Gleice Rodrigues de Souza - Bibliotecária - CRB-7/6439

Texto revisado segundo o novo Acordo Ortográfico da Língua Portuguesa.

Título original
*Maximize Your Potential Through the Power of
Your Subconscious Mind for Health and Vitality*

One of a Series of Six New Books by Joseph Murphy, DD, Ph.D.
Edited and Updated for the 21st Century by Arthur R. Pell, Ph.D.

Copyright © 2005 The James A. Boyer Revocable Trust.
Exclusive worldwide rights in all languages available
only through JMW Group Inc.

Copyright da tradução © 2021 by Editora Best Seller Ltda.

Todos os direitos reservados. Proibida a reprodução,
no todo ou em parte, sem autorização prévia por escrito da editora,
sejam quais forem os meios empregados.

Direitos exclusivos de publicação em língua portuguesa para o Brasil
adquiridos pela EDITORA BEST SELLER LTDA.
Rua Argentina, 171, parte, São Cristóvão
Rio de Janeiro, RJ – 20921-380
que se reserva a propriedade literária desta tradução

Impresso no Brasil

ISBN 978-65-5712-193-1

Seja um leitor preferencial Record.
Cadastre-se no site www.record.com.br e receba informações
sobre nossos lançamentos e nossas promoções.
Atendimento e venda direta ao leitor
sac@record.com.br

Sumário

Introdução à série 7

Prefácio 25

Capítulo 1 29
Boa saúde? Depende de você

Capítulo 2 49
Desenvolvendo uma consciência curativa

Capítulo 3 69
O mundo inteiro acredita em uma mentira

Capítulo 4 93
Como usar seu poder de cura

Capítulo 5 115
Nunca perca a fé

Capítulo 6 139
Com Deus tudo é possível

Capítulo 7 163
O médico trata; Deus cura

Capítulo 8 187
Viva sem tensão

Capítulo 9 217
A falácia da velhice

Capítulo 10 235
Você não é obrigado a envelhecer

Introdução à série

Acorde e viva! Ninguém nasceu predestinado a ser infeliz, sofrer devido ao medo e à preocupação, viver em condições econômicas desfavoráveis, ter má saúde e sentir-se inferior e rejeitado. Deus criou o ser humano segundo Sua própria semelhança e nos presenteou com o poder de vencer a adversidade e alcançar a felicidade, a harmonia, a saúde e a prosperidade.

O poder que enriquecerá sua vida reside em seu próprio interior e o método para utilizá-lo na obtenção de benefícios não é nenhum mistério insondável. Afinal, vem sendo ensinado, escrito e praticado há milênios, e pode ser encontrado nos livros dos antigos filósofos e das grandes religiões. Está nas Escrituras judaicas, no Novo Testamento dos cristãos, no Corão maometano, no Bhagavad Gita dos hindus e nos textos de Confúcio e Lao Zi. Os teólogos e psicólogos contemporâneos já escreveram centenas de livros para nos ensinar a fazer o poder interior trabalhar em nosso benefício.

Essa é a base da filosofia de Joseph Murphy, um dos maiores e mais afamados escritores e palestrantes do século XX. Ele não foi apenas um clérigo, mas uma figura de destaque na moderna interpretação da Bíblia e de outros escritos religiosos. Sendo ministro-diretor da Igreja da Ciência Divina, em Los Angeles, suas palestras e sermões eram assistidos por um grande número de pessoas, entre 1.300 e 1.500, a cada domingo. Milhares de ouvintes sintonizavam seu programa diário no rádio. Ele escreveu mais de trinta livros, entre os quais *O poder do subconsciente*, que, publicado pela primeira vez em 1963, tornou-se rapidamente um best-seller e ainda hoje é considerado um dos melhores manuais de autoajuda já escrito. Milhões de cópias foram e continuam sendo vendidas no mundo inteiro.

Devido ao enorme sucesso desse livro, Murphy foi convidado a proferir palestras em vários países, e nessas ocasiões contava como pessoas comuns haviam conseguido melhorar suas vidas aplicando os princípios que ele ensinava, além de oferecer diretrizes práticas para os interessados em aprender a enriquecer suas existências.

Joseph Murphy foi um dos precursores do movimento *New Thought* (Novo Pensamento), que surgiu no final do século XIX e início do século XX, desenvolvido por muitos filósofos e pensadores que estudaram o fenômeno e ensinaram, praticaram e escreveram sobre um modo novo de encarar a vida. Combinando uma abordagem metafísica, espiritual e pragmática com a maneira como pensamos e vivemos, descobriram o segredo de como é possível alcançarmos tudo o que verdadeiramente desejamos. Essa filosofia, que recebeu vários nomes, entre eles *New Thought* e *New Civilization* (Nova Civilização), não pretendia ser uma religião no sentido tradicional, mas se fundamentava na crença firme e incondicional da existência de um ser maior, de uma presença eterna, de Deus. Os expositores dessa filosofia pregavam um novo conceito de vida capaz de trazer métodos novos e resultados melhores. Baseavam seu pensamento na ideia de que a alma humana está conectada com a mente atômica da substância universal, que nossa vida tem uma ligação direta com o manancial infinito da abundância e que possuímos o poder de usá-lo para nosso benefício. Praticamente, todos nós fomos ensinados que precisamos nos esforçar para atingir nossas metas e que o caminho que nos leva até elas é repleto de dores e espinhos. O fato, porém, é que só alcançaremos nossas metas sem sofrimento quando descobrirmos a lei e nos dedicarmos a compreendê-la — uma lei que aparentemente Deus nos deixou escrita em um código indecifrável.

O conceito do Novo Pensamento pode ser resumido nas seguintes palavras:

Você pode se transformar no que deseja ser.

Tudo o que alcançamos e em que fracassamos é resultado direto dos nossos pensamentos. Em um universo tão justamente ordenado, em que a perda do equilíbrio significaria total destruição, a responsabilidade de cada pessoa tem de ser absoluta. Nossas forças e fraquezas, pureza e impureza são só nossas, de mais ninguém, e por isso só podem ser modificadas por nós mesmos. Toda a felicidade e todo o sofrimento têm origem no nosso interior. Somos o que pensamos; se continuarmos a pensar do mesmo jeito, nunca nos modificaremos. Existe um único modo de agir que nos permitirá crescer, conquistar e realizar. Temos de elevar nossos pensamentos. Só continuamos fracos, abjetos e miseráveis quando nos recusamos a modificar nosso modo de pensar.

Todos os feitos, quer tenham sido realizados nos âmbitos empresariais, intelectuais ou espirituais, são resultado do pensamento dirigido, regidos pela mesma lei e obtidos pelo mesmo método. A única diferença está no objetivo que foi alcançado. Acredita-se, porém, que os que conseguem pouco se sacrificam pouco; os que alcançam muito têm de se sacrificar muito; e os que gostariam de conquistar muito mais precisam se sacrificar além da conta.

O Novo Pensamento significa uma nova vida, um modo de viver mais saudável, mais feliz e gratificante em todos os aspectos e expressões possíveis.

Uma "nova vida" está prometida nas milenares e universais leis da mente e no modo como a infinita espiritualidade atua dentro do coração e da mente de todos os seres humanos.

Na verdade, não existe nada atual no Novo Pensamento, porque ele é tão antigo como a criação do ser humano. Ele passa a ser novo para nós quando descobrimos as verdades da vida que nos libertam da carência, da limitação e da infelicidade. Nesse momento, o Novo Pensamento torna-se uma percepção contínua e abrangente que existe em nós, um dos princípios da mente e de nosso potencial divino para sermos, fazermos e expressarmos muito mais amplamente nossas capacidades naturais e individuais, nossos talentos e habilidades. O fundamento do princípio da mente é que novos pensamentos, ideias, atitudes e crenças criam novas condições, afinal, "recebemos de acordo com nossas crenças" — sejam elas boas, más ou indiferentes. A essência desse novo modo de pensar é a contínua renovação de nossa mente para sermos testemunhas da perfeita vontade de Deus de nos dar tudo o que é bom e saudável.

Somos prova da perfeição de Deus quando temos conhecimento e experiência do que é bom. As verdades do Novo Pensamento são simples, fáceis de demonstrar e estão dentro das possibilidades de realização de qualquer pessoa, desde que ela queira e se disponha a colocá-las em prática.

INTRODUÇÃO À SÉRIE

Nada mais é necessário senão uma mente aberta e um coração receptivo, dispostos a ouvir a verdade milenar apresentada de uma nova e diferente maneira, a modificar e abandonar velhas crenças e a aceitar novas ideias e conceitos. Ou seja, trata-se de ter uma visão mais elevada da vida e a certeza de que existe uma presença curativa no interior de todos os seres humanos.

A renovação da mente é o único propósito e prática do Novo Pensamento. Sem essa contínua renovação não pode haver mudança. Conquistar um novo modo de pensar significa ganhar uma atitude e uma consciência totalmente novas, capazes de nos inspirar e nos possibilitar entrar em uma "vida mais abundante".

Em nosso interior, temos um poder ilimitado para escolher e decidir, assim como a completa liberdade de utilizá-lo em nosso benefício. Podemos nos conformar ou transformar. Nós nos conformarmos é viver de acordo com o que já assumiu ou recebeu uma forma visível e aparente para os nossos sentidos, ideias, opiniões e crenças, e com as ordens advindas de outras pessoas. Conformar-se é viver e ser regido "pelos instáveis e passageiros modismos e condições do momento presente". A simples palavra "conformação" sugere que nosso atual ambiente tem uma forma cuja existência não devemos nem podemos negar. Estamos todos cercados de injustiças, impropriedades e desigualdades, e não é incomum nos envolvermos nelas, até porque acreditamos que devemos enfrentá-las com coragem e honestidade, e fazemos o melhor possível para resolvê-las com a integridade e a inteligência que possuímos no atual momento.

O mundo acredita e propaga que o ambiente é a causa da nossa condição e circunstâncias atuais, e que a reação e tendências mais "normais" seriam entrarmos em um estado de obediência e aceitação silenciosa do presente. Essa é a conformação no seu pior aspecto — a consciência do fracasso. Pior ainda, a conformação é uma atitude autoimposta e significa entregar todo o nosso poder e atenção para o exterior, para o estado manifestado. Essa entrega incontestada ao passado e ao ambiente que nos cerca, quer tenha sido feita automaticamente ou por opção, foi causada pela falta de conhecimento sobre nossa faculdade mais básica e maravilhosa e sobre o seu funcionamento. O poder criativo da mente e da imaginação pode ser dirigido para novas metas e aspirações. O Novo Pensamento insiste no reconhecimento de que somos os responsáveis pelo tipo de vida que levamos e que somos capazes de reagir às supostas verdades que dirigem nossa existência atual.

Um dos mais ativos e respeitados instrutores do Novo Pensamento, o estadunidense Charles Fillmore, cofundador da Igreja da Unidade, acreditava firmemente na responsabilidade pessoal. Em seu livro, *The Revealing Word*, ele escreveu de maneira simples e direta: "Nosso verdadeiro ambiente é nossa consciência. O ambiente externo sempre tem relação com a consciência."

Qualquer pessoa que esteja aberta e disposta a aceitar que é a responsável pelo ambiente em que vive já começou a dar início à transformação. Transformar é: "Passar de um estado ou condição para outro (muito melhor e mais satisfatório), da carência para a abundância, da solidão para o companheirismo, da limitação para a inteireza, da doença para uma saúde vibrante", tudo isso por meio do poder e da sabedoria que habitam nosso interior devido à presença curadora que existe em nós.

INTRODUÇÃO À SÉRIE

Assim como não podemos modificar o movimento dos planetas, as estações do ano, as marés dos oceanos e as fases da lua, também é impossível mudar a mente e os pensamentos de outra pessoa. É inegável, no entanto, que temos a capacidade de mudar a nós mesmos. Quem seria capaz de impedir ou proibir a atuação da sua mente, imaginação e vontade? A resposta é evidente: nada, nem ninguém. Infelizmente, contudo, nada o impede de entregar esse poder a outra pessoa.

"Aprenda qual é a chave para uma nova vida — sua mente é um gravador, e todas as crenças, impressões, opiniões e ideias que aceitou ao longo dos anos estão registradas na sua mente mais profunda, o subconsciente. Mas você pode mudar sua mente. Comece agora a preenchê-la com pensamentos nobres, inspirados por Deus, e alinhe-se com o Espírito Infinito que existe em seu interior." Pense em beleza, amor, paz, sabedoria e ideias criativas e o infinito reagirá de acordo, transformando sua mente, corpo e circunstâncias. Seu pensamento é a ponte que faz a ligação entre seu espírito, seu corpo e o mundo material.

A transformação começa na medida em que passamos a meditar, refletir e absorver em nossa mentalidade as qualidades que desejamos vivenciar e expressar. É nítido que o conhecimento teórico é bom e necessário, mas devemos saber o que estamos fazendo e por quê. Todavia, a verdadeira transformação depende da estimulação dos dons que existem em nosso interior, do poder espiritual, invisível e intangível, que foi ofertado em sua totalidade a cada indivíduo que vive neste mundo.

É esse poder, e somente ele, que rompe e dissolve as gravações e os vínculos criados pela infelicidade e aborrecimentos do passado. Além disso, ele cura as feridas das mágoas e o sofrimento emocional. Todos desejamos e necessitamos de paz de espírito, a maior das dádivas, em nosso ambiente. Ela pode ser obtida pela contemplação, tanto mental como emocional, da paz divina enchendo nossa mente e coração, e, portanto, todo o nosso ser. "Onde entrardes, dizei primeiro: 'A paz esteja nesta casa.'"

Contemplar falta de paz, desarmonia, infelicidade e discórdia e acreditar que a paz irá se manifestar nesse meio é o mesmo que achar que a semente de maçã dará origem a uma palmeira. É algo que não faz sentido porque viola todo o sentido da razão. Contudo, isso é o que se encontra no mundo.

Para alcançarmos o que é bom devemos procurar meios de modificar nossa mente e, quando necessário, de nos arrependermos. O resultado será renovação e transformação vindas como algo natural. É desejável e necessário transformarmos nossa vida pondo fim à nossa conformação em escolher ou decidir de acordo com os eventos já formados e manifestados. Precisamos aprender a detectar a causa que existe por trás de cada evento físico — uma doutrina elaborada por pessoas, dogmas ou rituais — para entrarmos no reino do metafísico que existe em nosso interior, o verdadeiro Novo Pensamento.

A palavra "metafísica" atualmente está vinculada a vários movimentos organizados como, por exemplo, a Nova Era. Entretanto, ela existe há muitos séculos, e surgiu pela primeira vez nos escritos de Aristóteles. O 13º volume de suas obras, considerado o mais importante de todos, tem como título *Metafísica*. A definição encontrada nos dicionários é: "Além da ciência natural; a ciência do puro ser." *Meta* significa "acima, além". Metafísica, portanto, significa "acima ou além da física" ou "acima ou além do que é físico", ou seja, do mundo da forma. *Meta* é algo que está acima do material, é o espírito da mente. Além de todas as coisas está *meta*: a mente.

Em termos bíblicos, o espírito de Deus é bom: "Os que adoram Deus adoram o espírito e a verdade." Quando possuímos um espírito de bondade, verdade, beleza, amor e boa vontade, é Deus que está em nós, manifestando-se através de nós. Deus, verdade, vida, energia e espírito... podemos defini-los? E como defini-lo? "Defini-lo é limitá-lo."

Esta afirmação está expressa numa antiga e bela meditação:

> Sou sempre o mesmo no meu eu mais interno: único, eterno, absoluto, inteiro, completo, perfeito. Sou um Eu sou indivisível, eterno, sem rosto nem figura, sem forma nem idade. Eu sou a presença silenciosa, que habita os corações de todos os seres humanos.

Temos de acreditar e aceitar que tudo o que imaginamos e sentimos como verdadeiro se torna realidade e aquilo que desejamos aos outros estamos desejando a nós mesmos.

Emerson escreveu: "Somos o que pensamos durante o dia inteiro." Em outras palavras e explicando melhor: espírito, pensamento, mente e *meta* são expressões da presença e poder criativos, e tal como ocorre na natureza (leis físicas), qualquer elemento pode ser usado tanto para o bem como para o mal. Por exemplo, não podemos viver sem água, mas muitos se afogam nela. A eletricidade torna nossa vida mais confortável, mas também mata. Diz a Bíblia:

"Eu crio a luz e as trevas; faço a paz e a guerra; Eu, o Senhor, faço todas essas coisas. Eu firo e Eu curo; Eu abençoo; Eu amaldiçoo."

Entretanto, não existe nenhuma deidade colérica decidida a nos punir ao longo de toda uma vida. Somos nós que castigamos a nós mesmos mediante o mau uso da mente. Seguindo o mesmo princípio, somos abençoados (beneficiados) quando tomamos conhecimento dessa presença interna, desse poder fundamental que o Criador colocou à nossa disposição.

A metafísica é, em suma, o estudo da causação (ato de causar), e não se preocupa com o efeito ou resultado que está manifestado, mas com o que está *causando* o efeito ou o resultado. A metafísica aborda as ideias espirituais como os cientistas abordam o mundo da forma. Os metafísicos investigam a mente ou a causa a partir da qual o visível é formado ou da qual deriva. Se a mente é modificada ou uma causa é alterada, o efeito sofre uma mudança.

A força e a beleza da metafísica é que ela não está confinada a qualquer credo particular, mas ao fato de ser universal. Alguém pode professar a religião judaica, cristã, muçulmana ou budista e ser, ao mesmo tempo, metafísica.

Muitos poetas, cientistas e filósofos afirmam ser ateus ou agnósticos, mas são profundamente humanistas, o que significa que têm uma crença metafísica. Jesus era um mestre da metafísica — compreendia a mente e a utilizava para elevar, inspirar e curar os outros.

Quando perguntaram a Mahatma ("Grande alma") Gandhi qual era a sua religião, ele respondeu: "Sou cristão... judeu... budista... hindu. Eu sou todas essas coisas."

INTRODUÇÃO À SÉRIE

A expressão "Novo Pensamento" tornou-se popular e generalizada. Ela é usada em um grande número de igrejas, centros, grupos de oração e diferentes instituições, e hoje pode ser considerada um movimento metafísico que nos revela que existe a unicidade ou unidade dos seres humanos com a vida infinita e que cada indivíduo possui dignidade e valor inatos. No Novo Pensamento, a ênfase é colocada sobre o indivíduo, não sobre uma função ou entidade. Não há nenhuma novidade nisso porque a metafísica é a mais antiga das abordagens religiosas. "Eu sou, vim para trazer vida, e vida em abundância." A metafísica revela nossa identidade de "Filhos do Infinito" e afirma que somos amados e temos valor espiritual pelo simples fato de sermos partes necessárias do Todo Criador, que é uno.

A metafísica nos permite voltar à nossa Divina Fonte e nos ajuda nessa empreitada, pondo fim à sensação de separação e alienação, de vivermos vagando em um deserto estéril e hostil.

A metafísica sempre esteve à disposição dos seres humanos e espera pacientemente pelo momento em que cada um irá descobri-la e utilizá-la.

Milhares de pessoas foram apresentadas à metafísica por diferentes instrutores. Ela evoluiu pouco a pouco e, de maneira geral, considera-se que em sua forma atual foi introduzida por Phineas P. Quimby, que relatou suas experiências com a mente humana em um fascinante artigo da revista *New Thought Magazine*, em 1837. Depois de experimentar o mesmerismo por vários anos, Quimby concluiu que era o condicionamento da mente subconsciente, não o hipnotismo, o responsável pelas mudanças observadas. Apesar de Quimby não ter tido uma grande educação formal, era um autor prolífico e publicava diários minuciosos sobre seu trabalho. Com o passar do tempo, tornou-se um ávido leitor da Bíblia e conseguiu reproduzir dois terços das curas descritas no Antigo e no Novo Testamentos. Descobriu também que havia grande confusão sobre o verdadeiro significado de muitas passagens bíblicas, confusão que era a responsável pela má compreensão e má interpretação dos feitos de Jesus Cristo.

Ao longo do século XX, muitos autores, instrutores, ministros de igrejas e palestrantes contribuíram para a divulgação do movimento Novo Pensamento. Charles E. Braden, da Universidade de Chicago, chamou-os de "espíritos rebeldes", porque entendeu que esses homens e mulheres estavam fomentando uma rebelião contra as religiões estabelecidas, contra o dogmatismo, rituais, credos e inconsistências que só serviam para causar medo nos fiéis. O próprio Dr. Braden acabou expressando sua insatisfação com a situação existente e decidiu não mais se conformar com ela.

O Novo Pensamento é a prática individual das verdades da vida dentro de um processo gradual e abrangente. Podemos aprender muito pouco, a princípio, e muito mais no futuro próximo. Entretanto, jamais atingiremos um ponto em que não existirá nada mais a ser descoberto, porque o processo é infinito, ilimitado e eterno. O tempo não é impedimento, porque temos toda a eternidade para aprender. Muitos se impacientam consigo mesmos e com seus aparentes fracassos. No entanto, ao olharmos para trás, descobrimos que houve períodos de real aprendizado e nos propomos a não repetir os mesmos erros. Se o processo está lhe parecendo lento demais, lembre-se: "Na paciência, tome posse de tua alma."

INTRODUÇÃO À SÉRIE

No seu livro *Orar é a solução*, Murphy salienta que o Céu pode ser considerado a "consciência ou percepção" e a Terra, a manifestação. Seu novo Céu é o seu novo modo de encarar as coisas, a nova dimensão da sua consciência que o faz ver que no Absoluto tudo é bênção, harmonia, amor infinito, sabedoria, paz eterna e perfeição. O processo de se identificar com essas verdades nos faz vencer o medo e, ao aumentar nossa fé e confiança, nos torna mais fortes e seguros.

Os livros que constituem esta série apresentam combinações das palestras, sermões e transmissões radiofônicas nos quais Murphy ensinava as técnicas para elevar ao máximo o potencial dos indivíduos nos vários campos da vida por meio do poder do subconsciente.

Como Murphy era um ministro protestante, muitos dos seus exemplos e citações são extraídos da Bíblia, mas os conceitos que essas citações ilustram não devem ser considerados sectários, porque as mensagens que elas transmitem são universais e encontram-se nos ensinamentos da maioria das religiões e filosofias. Murphy, muitas vezes, reiterou que a essência do conhecimento é a lei da vida, a lei da crença. Não a crença católica, protestante, muçulmana ou hindu. Mas a certeza no mandamento mais simples e puro: "Faça aos outros o que quiser que eles lhe façam."

Jean Murphy continuou o ministério do marido depois de sua morte, em 1981. Em uma palestra proferida em 1986, ela reiterou sua filosofia:

"Quero ensinar homens e mulheres sobre a Origem Divina de todos nós e sobre os poderes que reinam em nosso interior.

AUMENTE O PODER DO SEU SUBCONSCIENTE
PARA TER SAÚDE E VITALIDADE

Quero que saibam que esse poder é interno e que eles são seus próprios salvadores, porque, ao usá-lo, conseguirão alcançar sua própria salvação. Esta é a mensagem que a Bíblia nos transmite, mas poucos têm consciência dessa verdade. Vivemos mergulhados em uma confusão gerada por interpretações literais e erradas das verdades transformadoras que a Bíblia nos oferece.

Quero atingir a maioria, homens e mulheres que sofrem a repressão dos seus talentos e habilidades. Quero ajudar os outros, seja qual for seu nível de consciência, a descobrirem as maravilhas que guardam em seu interior."

Falando sobre o marido, Jean Murphy também disse que "ele era um místico prático, um homem abençoado com o intelecto de um erudito, a mente de um executivo bem-sucedido e um coração de poeta". Sua mensagem pode ser assim resumida: "Você é o rei, o governante do seu mundo, porque é uno com Deus."

Joseph Murphy acreditava firmemente que o plano de Deus era ver todos os seres humanos saudáveis, prósperos e felizes, e contestava os teólogos e pensadores que afirmavam que o desejo é uma coisa má e que temos o dever de tentar sufocá-lo. Ele ensinava que a extinção do desejo significava apatia, falta de sentimentos, de ação. Afirmava que o desejo é um dom de Deus e que é certo desejar e que nada é mais saudável e proveitoso do que o desejo de se tornar melhor do que se era ontem. Como é possível o desejo por saúde, abundância, companheirismo e segurança ser considerado errado?

O desejo está por trás de todo o progresso. Sem ele nada seria realizado, porque o desejo é o poder criador, que pode ser canalizado de maneira construtiva. Uma pessoa em vulnerabilidade, por exemplo, tem todo o direito de desejar uma fortuna. Alguém com alguma doença, de desejar saúde; ume pessoa sentindo solidão, de desejar companhia ou amor.

Temos de acreditar que podemos melhorar nossa vida. Uma crença qualquer, verdadeira, falsa ou apenas indiferente, acalentada por um bom período de tempo, é assimilada e incorporada em nossa mentalidade. Se não for contrabalançada por uma crença de natureza oposta, mais cedo ou mais tarde será expressa ou vivenciada como um fato, forma, condição ou evento cotidiano. Precisamos ter certeza de que possuímos em nosso interior o poder para transformar crenças negativas em positivas e, portanto, a capacidade de mudar nossa vida para melhor. Basta para você dar a ordem e seu subconsciente irá obedecê-la fielmente. A reação ou resposta da mente subconsciente virá de acordo com a natureza do pensamento que está em sua mente racional.

Os psicólogos ou psiquiatras afirmam que quando os pensamentos são transmitidos para o subconsciente formam-se impressões nos neurônios cerebrais. No instante em que o subconsciente aceita uma ideia qualquer, ele começa a colocá-la em prática. Ele atua por associação de ideias e usa cada partícula de conhecimento que você reuniu em sua vida para dar forma à ideia, alimentando-se do infinito poder, energia e sabedoria que existe em seu interior, e recorre a todas as leis da natureza para conseguir seu objetivo. Às vezes, parece trazer uma solução imediata para suas dificuldades, mas em outras a resposta pode demorar dias, semanas ou mais.

O modo de pensar habitual de sua mente racional estabelece sulcos profundos no subconsciente, algo muito favorável no caso de os seus pensamentos serem harmoniosos, pacíficos e construtivos.

Por outro lado, se você se entrega habitualmente ao medo, à preocupação ou a outras formas destrutivas de pensamento, a solução é reconhecer a onipotência da mente subconsciente e decretar liberdade, felicidade, saúde perfeita e prosperidade. O subconsciente, por estar diretamente ligado à sua fonte divina, começará a criar a liberdade e a felicidade que você decidiu trazer à sua vida.

Agora, pela primeira vez, as palestras de Joseph Murphy foram compiladas, editadas e atualizadas em seis novos livros que trazem seus ensinamentos para o século XXI. Para ampliar e explicar melhor os temas das palestras originais, incorporamos material extraído das palestras de Jean Murphy e acrescentamos exemplos de pessoas cujo sucesso reflete a filosofia de Joseph Murphy.

Os livros que constituem a série são:

- *Aumente o poder do seu subconsciente para trazer riqueza e sucesso*
- *Aumente o poder do seu subconsciente para desenvolver autoconfiança e autoestima*
- *Aumente o poder do seu subconsciente para vencer o medo e a ansiedade*
- *Aumente o poder do seu subconsciente para ter saúde e vitalidade*
- *Aumente o poder do seu subconsciente para alcançar uma vida mais plena e produtiva*
- *Aumente o poder do seu subconsciente para conquistar uma vida mais espiritualizada*

A simples leitura desses livros *não* vai melhorar sua vida. Para extrair o máximo do seu potencial, você terá de estudar

INTRODUÇÃO À SÉRIE

atentamente esses princípios, aceitá-los no fundo do seu coração, integrá-los à sua mentalidade e aplicá-los como parte integrante da sua maneira de encarar todos os aspectos de sua vida.

ARTHUR R. PELL, PH.D.
Organizador
Fevereiro de 2005

Prefácio

Gozar de boa saúde é um pré-requisito essencial para se ter uma boa vida, e desde a Antiguidade os seres humanos têm se esforçado para alcançar uma situação ideal: um corpo são e uma mente sã.

Você deve construir um alicerce para a sua saúde da mesma forma que uma pessoa aplicada estabelece os fundamentos para aprender algo que é importante para ela — estudando e pondo em prática os métodos mais sólidos e testados. Um estudante de Direito tem de pensar sobre as leis, falar sobre, ler sobre e viver num ambiente que se ocupa delas.

Você precisa, antes de tudo, se agarrar à convicção de que é natural e correto permanecer jovem. Diga a você mesmo e repita sempre que é errado e desagradável envelhecer na aparência, que debilidade e decrepitude não poderiam fazer parte do plano do Criador para os seres humanos, feitos segundo sua imagem de perfeição, e que deve ter sido uma falha adquirida, o resultado de um modo errado de agir e pensar.

Você é o responsável pelo bem-estar do seu corpo e deve se propor a comer alimentos saudáveis e adequados, seguir um programa de exercícios para melhorar sua fisiologia e tônus muscular, evitar a ingestão de álcool e o tabagismo, bem como outros hábitos ou costumes que possam prejudicar sua saúde.

Você só envelhece quando perde o interesse pela vida e deixa seu espírito murchar, tornando-se frio e indiferente aos acontecimentos que o cercam, quando perde o contato com a juventude, seus ideais e seus pontos de vista, e com o ambiente da época em que vive, quando cessou de querer progredir e se modernizar.

A ideia de que nossas energias e forças devem obrigatoriamente começar a declinar e o fogo da ambição se esgotar depois de certa idade tem uma influência extremamente perniciosa sobre a mente, porque não entendemos que é possível irmos além dos nossos limites autoimpostos e realizar o que desejamos fazer.

Afirme constantemente: "Estou sempre bem, sempre jovem, só posso envelhecer se produzir as condições da velhice por meio do meu pensamento."

Tenha sempre em mente a receita de Joseph Murphy para permanecer jovem:

> A vida deve ser uma perpétua alegria. Juventude e alegria são sinônimas. Quando não apreciamos a vida, não sentimos que é um prazer estarmos vivos, não encaramos nosso trabalho como um grandioso privilégio, envelhecemos prematuramente.

Viver bem significa ter uma atitude mental feliz. Cultive altos ideais e os processos do envelhecimento não o atingirão. Nosso maior erro é que, quando pensamos na passagem do tempo, pensamos em fraqueza, decrepitude, imperfeição e perda da vitalidade, e não em vigor, maturidade e experiência.

Sempre que você pensar em si mesmo, crie um vívido quadro mental do seu eu ideal como uma figura de juventude, saúde e vigor. Pense saúde. Sinta o espírito da esperança e juventude percorrendo o seu corpo. Visualize-se como uma pessoa no seu auge físico.

PREFÁCIO

O elixir da juventude que os alquimistas e cientistas tanto procuraram no passado e continuam procurando até hoje está dentro de nós. O segredo está em nossa mentalidade. Só o modo correto de pensar pode produzir um perpétuo rejuvenescimento. Temos a idade que aparentamos e sentimos porque é por meio do pensamento e das emoções que a modificamos.

Neste livro, Joseph Murphy enfatiza o relacionamento entre sua fé e a crença de que Deus deseja que você goze de saúde e vitalidade, e demonstra repetidamente como a fé pode criar saúde e a manutenção de uma vida ativa e feliz.

Como salienta Murphy, o poder para se curar está no seu interior e, como em todos os seus outros livros, ele reitera que é sua mente subconsciente que governa suas ações e reações. Se você alimenta seu subconsciente com pensamentos negativos — relacionados com má saúde, decadência e senilidade —, seu corpo reagirá de acordo, trazendo a má saúde, a decadência e a senilidade. Pelo contrário, se por meio de preces e meditações você programar sua mente mais profunda com pensamentos de boa saúde, vitalidade e juventude, ela orientará seu corpo a atingir esses ideais.

Isso não significa que apenas com preces sua saúde se tornará perfeita ou seus males serão curados. O corpo que Deus lhe deu tem de receber os cuidados adequados e é sua obrigação mantê-lo em boa forma por meio de hábitos saudáveis. A falta de higiene, de nutrição adequada ou de atividade física não podem ser compensadas pela fé. É certo, contudo, que a fé e as orações lhe permitem ganhar força de vontade para tomar as medidas necessárias para corrigir e vencer os maus hábitos que debilitam sua saúde.

Como Murphy era um ministro protestante, ele extraía muitos exemplos da Bíblia. Partindo do Capítulo 4 até o 7, ele cita várias passagens do Novo Testamento que descrevem as curas feitas por Jesus e as interpreta de modo a oferecer explicações e inspiração a todos os leitores. Nada impede que membros de outras religiões e credos filosóficos valorizem e aprendam com as parábolas, porque exemplos similares são encontrados na maioria dos livros sagrados da maior parte das religiões, bem como em fontes não sectárias.

Enquanto for lendo este livro, escolha os temas que dizem respeito à sua vida e tome a decisão de fazer modificações nos seus hábitos para aumentar ao máximo seu potencial para construir, a partir do seu próprio interior, um corpo saudável e uma mente sadia.

CAPÍTULO 1
Boa saúde? Depende de você

É lamentável ver jovens começando a vida profissional com a ambição de conquistar uma posição de destaque, mas arruinarem a possibilidade de construir algo de grandioso com o sacrifício da saúde, da qual mais dependem para alcançar seu objetivo.

Você já pensou que esplêndido capital para o sucesso existe na boa saúde, em uma constituição física vigorosa, capaz de suportar longas horas de trabalho e grandes decepções? Já parou para pensar que a capacidade física de suportar um estresse continuado e uma boa reserva de energia ajudou muitas pessoas a enfrentarem tempos difíceis e condições adversas, sob as quais criaturas mais fracas teriam sucumbido?

Podemos ser bem-sucedidos sem capital financeiro, mas não é possível obter êxito sem vitalidade física e mental. É óbvio que uma máquina defeituosa não produz um bom trabalho. Para realizar grandes feitos no mundo, precisamos de um físico forte e vigoroso, e de uma vitalidade poderosa, que estará por trás de todos os empreendimentos, porque eles são o que importa na grande luta pela vida. A boa saúde duplica, e até quadruplica, a eficiência e o poder de todas as nossas faculdades e funções. Ela favorece a economia, expulsa as teias de aranha do cérebro, melhora a avaliação de situações e pessoas, afia todas as faculdades humanas, aumenta a energia e renova as células em todos os tecidos do nosso organismo.

Aprender a acumular e conservar a vitalidade, criando uma reserva de contingência para ser usada em situações inesperadas, é uma arte. Um cérebro confuso, esgotado, é incapaz de produzir boas obras, pensar com clareza ou planejar de maneira eficaz. É impossível fazer uma mente abalada focalizar. A exaustão cerebral causada por maus hábitos de vida, falta de sono e de lazer prejudica o bem-estar físico e mental. Se você está se sentindo enfraquecido e desanimado, se percebe que seu entusiasmo pela vida está evaporando, se já não vê graça em atividades que antes o interessavam e acha que sua existência é um tédio, é quase certo que precisa de mais horas de sono, de alguns dias de férias ou de alguma atividade física ao ar livre. Caminhadas em parques ou em regiões do interior ou do litoral, onde existe maior contato com a natureza, apagarão os quadros mentais obscuros que o perseguem e renovarão seu espírito.

Com boa saúde e uma forte determinação podemos realizar coisas maravilhosas, mas, por maior que seja a nossa ambição, se prejudicarmos nosso organismo com maus hábitos, levando uma vida irregular ou anormal, sem dúvida eliminaremos nossa maior oportunidade de executar boas obras. Naturalmente, existem pessoas com má saúde, e até pessoas com alguma deficiência, que fizeram coisas extraordinárias, mas pense no que elas poderiam ter feito se tivessem uma constituição física vigorosa e uma saúde perfeita! A má saúde é uma das piores das deficiências e, quanto maior for a ambição de alguém, maior será a decepção causada pela incapacidade de atingir uma meta.

Por outro lado, uma saúde resistente melhora todas as habilidades, incrementa sua eficiência e acuidade e multiplica por muitas vezes o poder mental como um todo. Indivíduos que parecem ter um único talento, mas que possuem um físico sadio, muitas vezes nos impressionam ao conquistar muito mais do que pessoas com múltiplos talentos, mas saúde deficiente. A verdade é que um corpo saudável confere vitalidade aos nossos pensamentos e à nossa vida.

A vitalidade decorrente da boa saúde não só aumenta a confiança que temos em nós mesmos, como também a confiança que os outros depositam em nós. Banqueiros e investidores dispostos a financiar jovens empreendedores, reconhecendo sua capacidade e honestidade, muitas vezes se veem obrigados a recusar propostas por causa de uma saúde debilitada ou de algum tipo de fraqueza física por parte dos postulantes. Às vezes, até têm plena confiança nas pessoas, mas temem que venham a sofrer algum tipo de colapso orgânico antes de atingirem um patamar que lhes dará possibilidade de pagar o financiamento.

Há jovens com capacidade intelectual incomum, excelente currículo e bom treinamento que não conseguem avançar em suas carreiras porque não são capazes de trabalhar por mais do que duas ou três horas por dia. Eles não têm força nem vitalidade para aguentar um trabalho continuado e suas reservas físicas se esgotam tão rapidamente que eles não conseguem enfrentar com êxito as exaustivas competições do dia a dia. Muitos se mostram constantemente aflitos e pesarosos por ver colegas com metade de sua capacidade mental, mas resistência física muito maior, galgando mais rapidamente os diferentes níveis da carreira escolhida.

Muitos indivíduos cortam em muito a porcentagem das suas possibilidades de sucesso por causa dos vícios ou de algum tipo de fraqueza de caráter. Alguns chegam a usar menos de cinco por cento de sua energia física e mental na grande tarefa da vida, que é a capacidade de se sustentar e sustentar uma família. Uns dez por cento foram gastos em bebedeiras, outros dez sumiram com o tabagismo e cerca de 25 por cento de sua energia foi desperdiçada na procura do prazer. Há também os dez por cento gastos no ócio e em esforços inúteis, causados pela falta de planejamento. Muitos, ainda, perdem uma boa porcentagem com a preocupação e a ansiedade, de modo que ao dar início às suas tarefas já chegam com o poder desgastado, as faculdades embotadas, a energia esgotada e um nível baixo de vitalidade. Muitos fracassos podem ser atribuídos não apenas à má administração e à falta de capacitação, mas podem ter relação com uma saúde debilitada.

A qualidade da saúde tem muito a ver com a qualidade do pensamento, e ninguém pode se curar pensando a partir de um cérebro ou de neurônios doentes. Se a vitalidade está abaixo do normalmente esperado, o pensamento também descerá a esse nível. Jovens ambiciosos frequentemente superestimam sua força e tentam fazer coisas que exigem uma resistência que não possuem.

Para conseguir grandes realizações, você precisa manter sua mente serena e alerta. Quando as habilidades estão aguçadas e são impulsionadas por uma saúde vigorosa, quando existe muita vitalidade, o pensamento é muito mais eficaz e você produzirá mais em três ou quatro horas de trabalho do que uma pessoa menos vital conseguiria fazer em oito ou doze horas de atividade forçada. É grande o número de indivíduos que prejudicou sua reputação e perdeu o poder de produzir porque forçou seu cérebro a funcionar muitas horas por dia.

Milhares de pessoas produziriam muito mais se pudessem sair de seus escritórios, fábricas e estabelecimentos comerciais mais cedo, trabalhar menos horas e ter mais tempo livre para manter sua saúde física e mental em um bom nível por meio de exercícios físicos e de recreação saudável. Em suma, a economia como um todo ganharia muito se cada indivíduo fosse capaz de cuidar de si próprio de maneira a se encaixar dentro de um nível padrão de boa saúde.

Quando estamos gozando de plena saúde, nos damos conta de que existe uma reserva de vitalidade em nós pedindo para ser utilizada, e é por isso que, em muitos casos, essa saúde aumentada complementa uma pessoa como se fosse outra personalidade.

Todos sabemos que pessoas que irradiam vigor e têm um físico robusto levam vantagem sobre as mais fracas, porque as grandes realizações são filhas da vitalidade. Criaturas que cumprem suas tarefas com esforço e têm saúde debilitada, desenvolvendo um desânimo físico e mental, não são capazes de produzir alguma coisa de real valor. Por isso, crie o hábito de sair diariamente para o seu trabalho sentindo-se renovado, forte e vigoroso para que sua atividade seja espontânea e não forçada, entusiasmada e não pesada. Enfrente seu trabalho com a sensação de que você tem uma personalidade forte e uma energia criativa.

Não sei bem por quê, mas a maioria dos seres humanos pensa que a boa saúde é determinada por um tipo de sorte ou destino, que depende da hereditariedade e da constituição física, e não pode ser fundamentalmente alterada.

Ora, por que não pensamos da mesma maneira sobre nossa felicidade ou vocação? Fazemos inúmeros esforços e passamos muitos anos nos preparando para uma atividade profissional e sabemos que, para termos uma carreira bem-sucedida, precisamos escolhê-la depois de muita pesquisa e reflexão. Entretanto, no que diz respeito à saúde, da qual tudo depende, nunca mostramos o mesmo empenho para que ela se mantenha em um patamar satisfatório.

Se nos convencêssemos de que a integridade e a eficácia de todas as faculdades mentais dependem da saúde, que o vigor físico multiplica por dez o poder de nossas iniciativas, aumenta a criatividade, gera entusiasmo e espontaneidade, fortalece a qualidade do julgamento, o poder de avaliação, a força da decisão e o poder de execução, seríamos extremamente diligentes para consegui-la.

Devemos construir um alicerce para nossa saúde da mesma maneira que estabelecemos os fundamentos para realizar algo que consideramos importante: estudando e adotando práticas e métodos comprovados. Temos de pensar saúde, falar sobre saúde e manter um ideal de saúde, da mesma forma que um estudante de Direito pensa em leis, fala em leis, lê sobre leis e vive em um ambiente relacionado com as leis.

Você é o responsável pelo seu corpo e deve estabelecer como alta prioridade ingerir os alimentos adequados, manter um programa de exercícios para ter uma musculatura tonificada e eliminar maus hábitos como a ingestão exagerada de bebidas alcoólicas, o tabagismo e outros que prejudicam a saúde.

O simples fato de você existir não resultará em boa saúde. Ela deve ser estabelecida pelo modo correto de pensar, ou seja, depende de uma mente sã. Você tem de pensar em saúde e não em doença, em força e não em fraqueza, em harmonia e não em discórdia, em verdade e não em ideias mentirosas, em amor e não em raiva. Em suma, focalize sua mente em pensamentos construtivos e procure expulsar os que só causam desarmonia e destruição.

A confiança é um fator poderoso quando se trata de saúde. Devemos crer com toda a força em nossa capacidade de manter o bem-estar por meio de pensamentos saudáveis, harmoniosos e felizes.

Enquanto duvidarmos de nossa capacidade de manter uma boa saúde e ficarmos criando quadros mentais de doença, debilidade física e problemas hereditários, será impossível chegarmos a uma condição física forte e normal.

Renovamos nosso organismo renovando nossos pensamentos. Modifique seus hábitos e seu estado de saúde modificando seu pensamento.

A mente é a protetora natural do corpo. Um intelecto equilibrado, culto e disciplinado atua poderosamente sobre o físico para que este entre em harmonia com ele. Por outro lado, uma mente fraca, vacilante, desequilibrada e ignorante também consegue fazer o corpo entrar em sintonia com ela. Cada pensamento saudável, cada aspiração de alcançar uma vida melhor, com propósitos mais elevados, cada empreendimento altruísta, atua sobre o corpo, tornando-o mais saudável, forte, harmonioso e belo.

Todo pensamento tende a se reproduzir, e tristes imagens mentais de doença, sensualidade distorcida e vícios de todos os tipos produzem doenças na alma, que em seguida as reproduzem no organismo. A mente mais profunda se alimenta de tudo o que é trazido para ela, tanto o bom quanto o ruim, tanto o verdadeiro quanto o falso, e dará origem a saúde ou enfermidade, beleza ou deformidade, harmonia ou discórdia, certo ou errado, de acordo com a qualidade da comida que lhe oferecemos.

É difícil para uma alma enferma, irascível e discordante produzir sentimentos bons. O exercício saudável do corpo e do cérebro tende a produzir um exercício saudável das faculdades morais, pois os três fios que compõem o cordão da vida — o mental, o moral e o físico — estão sempre unidos, e o que afeta um deles afeta a todos. Todas as formas de vício e dissipação produzem discórdia no templo da vida, criado com tanto carinho por Deus, e causam o encurtamento da existência.

O sucesso é um tônico poderoso porque decorre do saudável exercício das faculdades e tende a produzir uma harmonia entre nossas ambições e realizações. Geralmente, a pessoa feliz é uma pessoa saudável. Quem encontra seu lugar na vida e trabalha no que gosta torna-se mais sadio e alegre, e a realização de um anseio do coração, como um casamento feliz, melhora a saúde e traz grande satisfação interior. Não é incomum pessoas com a saúde debilitada ou mesmo com alguma deficiência e indivíduos carentes de energia e disposição subitamente melhorarem de alguma forma diante da concretização de um sonho ou desejo.

Poucos se conscientizam de que suas enfermidades são, sobretudo, autoinduzidas. Essas criaturas adquirem o hábito de não se sentir bem e, se acordam com uma leve dor de cabeça ou indisposição, em vez de tentarem superar o incômodo, saem à procura de alguém disposto a ouvir as suas queixas. Não procuram combater o mal incipiente, respirando o ar fresco da manhã ou tomando um copo de água cristalina para hidratar suas células, e vão direto ao armário de remédios para pegar comprimidos que supostamente são capazes de curar a doença que elas imaginam ter. Começam a sentir uma enorme pena de si próprios e fazem um grande esforço para atrair a compaixão dos outros. Sem perceber, ao falar sobre os sintomas e tentar explicá-los em detalhes, estão reforçando a primeira sugestão de doença com um verdadeiro exército de pensamentos, temores e imagens mentais que chegam a incapacitá-los para um dia normal de trabalho.

Alguns indivíduos ficam tão exageradamente ansiosos quando sentem um mal-estar ou alguma dor que se entregam e desistem de fazer o que precisam, o que resulta em um atraso de vida. É por isso que precisamos nos condicionar a cumprir nossas tarefas mesmo que não estejamos gostando delas nem nos sentindo dispostos.

O que aconteceria se os importantes executivos, que são obrigados a trabalhar o dia inteiro e não têm tempo nem oportunidade para descansar, se tornassem suscetíveis a qualquer capricho ou fantasia? Imagine um deles dizendo: "Acho que vou ficar doente neste verão e, por isso, preciso me preparar para o pior. Vou pedir para colocarem um sofá no meu escritório para eu poder deitar quando me sentir debilitado. Também farei um estoque de remédios para me preparar para alguma emergência." Qualquer pessoa de bom senso ficaria chocada só de pensar dessa maneira. O executivo sabe que ao agir dessa forma estará prejudicando os negócios e tem consciência de que não precisa desistir de tudo sempre que alguém "não estiver legal".

Imagine um general encontrando seus soldados espalhados pelo acampamento, deitados sob a sombra das árvores, e muitos deles reclamando que não estão com disposição para o treinamento, e ele decidisse que seria melhor esperar até todos melhorarem. Que tipo de exército ele teria? Que disciplina? Queiram ou não, os soldados têm de entrar em formação e começar o treino no instante em que for dado o sinal, e só os que estão realmente doentes serão dispensados, e terão de procurar atendimento médico.

No instante em que você se deixa governar por seus humores e fantasias está abrindo a porta para uma horda de inimigos da saúde, do sucesso e da felicidade. Jamais aceite pensamentos de desânimo ou preguiça porque acabará se tornando um servo deles.

Algumas pessoas, de fato, atraem doenças por pensarem constantemente nelas, e afirmam, por exemplo, que ficarão com gripe se molharem os pés na chuva, que terão dor de garganta se dormirem com o ventilador ligado no quarto etc. Elas fixam ideias e imagens de doença na mente e diminuem sua resistência física, tornando o corpo mais suscetível a qualquer tipo de enfermidade.

A convicção de que devemos ser os donos de nós mesmos em qualquer circunstância nos protegerá de muitos males. Pensando em saúde, atraímos saúde.

A melhor proteção é a determinação de que você é o responsável pelo seu bem-estar e de que não será vítima de seus caprichos, humores ou fantasias, e que espera um funcionamento harmonioso do organismo, sem aceitar desculpas do fígado, do estômago, da cabeça ou da pressão arterial para não se adequar a esse padrão.

Não é preciso grande prática para eliminar qualquer sintoma de indisposição. Basta manter a mente concentrada em ideias opostas — de alegria e saúde. Insista que não irá desistir, que cumprirá suas obrigações da melhor forma possível e, provavelmente, estará se sentindo muito melhor depois de algumas horas. A importância dessa atitude está cientificamente comprovada.

Cada vontade e cada pensamento que você tem ficam inscritos em seu cérebro, porque é nele que eles começam. Daí são levados para órgãos, tecidos e células e determinam o seu funcionamento. Não é preciso apelar para experiências científicas para demonstrar o poder que a mente exerce sobre a saúde e a doença porque vemos isso acontecendo diariamente.

Estamos tão acostumados com os efeitos prejudiciais de certos tipos de pensamento que não damos atenção para o que de fato causa a doença ou a morte. Ouvimos dizer, por exemplo, que alguém morreu por causa de um "choque". O que isso significa? Apenas que algum pensamento súbito e poderoso desarranjou o mecanismo corporal de tal forma que ele acabou parando. Um pensamento de medo ou pavor causou uma parada cardíaca. Uma explosão de entusiasmo aumentou tanto a pressão que um vaso sanguíneo se rompeu no cérebro. Certas mortes são atribuídas à perda de um ente querido. A profunda tristeza impediu a nutrição adequada, a eliminação de toxinas e o bom funcionamento de órgãos e processos corporais, resultando no enfraquecimento do sistema imunológico, que se tornou incapaz de resistir a doenças de menor importância que antes seriam facilmente combatidas.

Há muitos relatos sobre pessoas que imaginavam estar terrivelmente feridas quando não havia nenhum ferimento. É bem conhecido o caso do calouro de medicina que morreu de medo, literalmente, quando seus colegas mais velhos fingiram que iam tirar seu sangue. Um homem que afirmava ter engolido uma tachinha desenvolveu uma série de sintomas, até mesmo um inchaço na faringe, até encontrá-la debaixo de uma mesa. Existem centenas de outros casos nos quais apenas a crença foi suficiente para produzir sofrimento e até mortes.

Quando o grande artista da Renascença, Benvenuto Cellini, estava para fundir sua famosa estátua de Perseu, que atualmente se encontra na Loggia dei Lanzi, em Florença, ele foi acometido por uma febre súbita e viu-se forçado a voltar para casa para repousar. Algum tempo depois, um de seus ajudantes entrou correndo, dizendo que a estátua tinha se estragado e não havia esperança de salvá-la. Apesar da febre e da fraqueza, Cellini vestiu-se rapidamente e correu para a oficina, onde descobriu que o bronze tinha "talhado". Em altos brados, mandando que trouxessem lenha de carvalho, ele voltou a acender a fornalha e, trabalhando sob uma chuva fria, limpou todas as canaletas e vertedores, salvando o seu metal. Como ele mesmo contou em seu diário: "Depois que tudo acabou, mandei preparar uma travessa de salada e, com grande apetite, comi e bebi ali mesmo na oficina, junto de meu pessoal. Mais tarde, sentindo-me feliz e saudável, voltei para a cama porque ainda faltavam duas ou três horas para o dia nascer, e dormi tranquilo, como se nunca tivesse estado doente." A ideia de salvar a estátua prevaleceu sobre todas as outras, e Cellini não só expulsou a doença do seu organismo, como também foi capaz de executar um trabalho extremamente cansativo sem prejudicar sua saúde.

As provas do poder que a mente tem sobre o corpo não são novidade, mas, por mais incrível que pareça, a humanidade desperdiçou milhares de anos sem reconhecer os sinais e fazer as deduções e as aplicações adequadas. Tal como aconteceu com a eletricidade, que sempre existiu, mas cujo poder só foi descoberto há poucos séculos, a aceitação do poder da mente está apenas começando.

Atualmente, os médicos não receiam mais afirmar que a mente tem um importante papel na cura das doenças, e já encontramos dezenas de livros sobre o assunto. Há muitos anos, porém, o Dr. William Oster, professor régio de medicina na Universidade de Oxford, já escrevia na *Encyclopedia Americana*:

> O método mental sempre desempenhou um papel importante, porém pouco reconhecido, na terapêutica. Ele tem origem na fé, que inflama o espírito, faz o sangue circular mais livremente e os nervos funcionarem sem entraves. Isso facilita a cura. O desânimo e a falta de fé conseguem levar mesmo as boas condições físicas para as portas da morte. A fé permite a um gole de água ou uma pílula de açúcar realizar uma cura milagrosa em casos onde os melhores medicamentos não deram resultado. A base de toda a medicina é a fé no médico, nas suas prescrições e nos seus métodos.

O Dr. Smith Ely Jelliffe, da Universidade de Columbia, escreveu, na mesma obra:

> Não há dúvida de que a sugestão é o mais antigo e o mais atual agente terapêutico. O poder de curar pela fé não é propriedade particular de nenhuma seita, classe ou religião. A crença em deuses e deusas, em preces dirigidas a ídolos de madeira ou pedra, a confiança em seres fantásticos, a fé nos médicos ou nas próprias forças internas são expressões da capacidade de cura, que dependem da influência dos estados mentais sobre as funções orgânicas. É óbvio que eles não são capazes de mover montanhas ou de curar tuberculose; não afetam uma perna fraturada nem uma paralisia orgânica; mas a sugestão em suas várias formas pode ser e, de fato, é um dos mais fortes aliados das medidas terapêuticas. O espaço não me permite alertar sobre o abuso cometido por hipnólogos, videntes e uma série de outros charlatães e parasitas. A mente humana é crédula — acredita ou quer acreditar no que deseja —, e o uso da sugestão na terapêutica pode causar tanto o bem como o mal.

O Dr. Jelliffe talvez esteja sendo muito conservador, porque um profissional da medicina certamente admitiria que a calcificação de uma fratura óssea pode ser muito afetada pelo estado mental do paciente, que também tem relação com os processos de respiração, digestão, assimilação e excreção. Uma forte resolução de melhorar a condição física somada a condições adequadas de higiene e clima já curou muitos casos de tuberculose. Também já foi constatado que certos casos de paralisia foram amenizados por choques mentais, que afetaram o sistema nervoso.

Há muitos e muitos anos, o médico Sir James Y. Simpson disse: "O médico não conhece sua arte nem a pratica em toda a sua extensão quando se esquece da maravilhosa influência que a mente exerce sobre o corpo."

O único modo de alcançar a saúde perfeita é manter sempre vivo o desejo de possuir cada vez mais vigor, mais resistência, porque, assim, estamos fortalecendo nossa mente, que irá influir positivamente sobre nosso organismo.

Para muitas pessoas, é impossível alcançar a saúde perfeita porque elas estão sempre pensando em doenças e na própria fraqueza física, imaginando que por fazerem isto ou aquilo, por ingerirem determinado alimento, vão acabar apresentando uma das muitas enfermidades que aparecem descritas em jornais e revistas. Por isso, tente se conscientizar de que a verdade, a saúde e a harmonia não estão em qualquer outro lugar senão dentro de você. Reconhecer sua presença como um fato incontestável será extremamente útil para o seu bem-estar.

Um corpo saudável é a materialização de um modo sadio de pensar. Enquanto você mantiver um ideal jovial, vigoroso, progressivo, enérgico e criativo em sua mente, seu corpo funcionará de acordo com ele. Experimente pensar em você mesmo como um ser absolutamente perfeito, possuidor de ótima saúde, um corpo magnífico, uma constituição vigorosa, uma mente sublime e capaz de enfrentar qualquer tipo de tensão ou estresse.

Jamais se permita ter um ideal destrutivo sobre você, jamais dê espaço para um modelo imperfeito de saúde, pois esses padrões mentais pouco a pouco serão reproduzidos em sua condição física.

O seu ideal, a sua convicção de que goza de boa saúde, é o modelo que os processos vitais estão constantemente tecendo em seu corpo. Suas ideias, pensamentos, emoções, humor, em suma, sua atitude mental, enviam uma sucessão constante de vibrações que permeiam todas as células, tecidos e órgãos, e todas as funções do organismo.

O professor William James, da Universidade de Harvard, escreveu:

> Atualmente, estamos sendo testemunhas de uma copiosa torrente de novas ideias vindas dos adeptos da cura metafísica e de outras formas de filosofia espiritual. Essas ideias são otimistas e promovem a saúde física. O poder, seja grande ou pequeno, assume várias formas no indivíduo. Ele ajuda na concentração da mente, no bom humor, no temperamento afável e em um tônus muscular mais firme e mais elástico.

Jamais ganharemos saúde contemplando a doença, da mesma forma que jamais atingiremos a perfeição pensando constantemente na imperfeição. Devemos manter na mente um alto ideal de saúde e lutar contra todos os pensamentos discordantes e inimigos da harmonia como se estivéssemos lutando contra o impulso de cometer um crime. Jamais afirme ou repita sobre sua saúde o que não gostaria que fosse verdade. Não se demore em pensamentos sobre seus males nem fique estudando seus sintomas. Os médicos costumam dizer que a boa saúde é impossível para indivíduos que estão pensando constantemente em si próprios, que vivem fazendo diagnósticos para explicar seus males e se mantêm sempre alerta para encontrar o menor dos sintomas de doença.

Os bibliotecários contam que entre os leitores existe uma impressionante demanda por livros de medicina. Muitos que imaginam estar com alguma doença costumam desenvolver uma curiosidade mórbida ou um desejo de ler tudo o que for possível achar sobre ela. Ao encontrarem as informações, o que acontece com frequência, descobrem que alguns sintomas da doença sobre a qual estão lendo coincidem com os que estão sentindo, o que só reforça mais profundamente a ideia de que estão com essa doença. A força dessa convicção, muitas vezes, é o maior entrave para eles conseguirem uma cura.

Pessoas nervosas, com grande capacidade de imaginação, raramente veem a vida como uma sucessão de bons acontecimentos e saúde equilibrada, e tendem a exagerar. Cada pequena dor é aumentada e interpretada como um sintoma de um mal terrível que está se instalando em seu corpo.

Essas pessoas são poderosamente afetadas por convicções relacionadas com a hereditariedade. Se elas têm um histórico familiar infeliz, se seus antecessores morreram de câncer, doenças cardíacas ou outros distúrbios graves, provavelmente acabarão desenvolvendo essas enfermidades fatais porque a convicção de que terão esses males paira como um manto sobre suas vidas, prejudicando sua saúde e impedindo seu progresso.

Como é terrível viver enfrentando cara a cara um pesadelo como esse! Como é tolo e destrutivo viver com o espectro da morte ao nosso lado. Como é trágico arrastar por anos e anos a certeza de que nossa vida será curta, que existem sementes de doenças graves em nosso interior que poderão brotar a qualquer momento!

Pense em um rapaz que passa anos estudando para se formar numa universidade e que ainda ficará muito tempo treinando para se especializar numa determinada área, vivendo perseguido pela possibilidade de que sua vida poderá ser prejudicada pelo aparecimento de uma terrível doença hereditária que talvez o leve a uma morte prematura. Uma situação como esta seria capaz de pôr fim à ambição de qualquer criatura, até de um gênio militar como Napoleão.

Existem pessoas de saúde delicada que habitualmente abrigam em sua mente pensamentos doentios e discordantes. Vivem falando sobre seus sintomas, observando-os, estudando-os em detalhes, procurando por eles, quase se vangloriando deles, sem perceber que, em termos mentais, o semelhante produz semelhante. Uma reversão no modo de pensar — manter em mente um quadro de saúde em vez de doença — curaria muitos inválidos. O pensamento saudável é a maior panaceia deste mundo.

Muitas pessoas não apenas reduzem sua eficiência, como também se mantêm perenemente doentes ou debilitadas, porque acalentam sugestões negativas indicadas por frases como: "Hoje não estou legal" ou "Nunca me senti tão mal"; "Acordei adoentado"; "Sempre que como isso passo uma semana enjoado"; "Dormi muito pouco esta noite e sei que hoje não conseguirei fazer nada direito".

Se você é uma dessas pessoas que vivem dizendo mentalmente: "Sou fraco, desanimado, doentio" ou "Estou sempre cansado", como pode esperar ser um indivíduo saudável e disposto? Você jamais terá saúde e vigor se ficar remoendo suas debilidades e lamentando sobre seus males, reais ou imaginários.

Experimente se visualizar como um advogado defendendo a causa da sua saúde. Reúna todas as provas que conseguir, por menores que sejam. Convoque como testemunhas seus parentes, amigos e pessoas que estiveram ao seu lado em ocasiões onde se sentiu bem. Fale vigorosamente, como se tivesse de convencer um júri indeciso. Tenho certeza de que você se surpreenderá com o modo pelo qual o seu corpo reagirá a esse trabalho mental, aos seus argumentos vigorosos e estimulantes.

Alguém me contou que um médico estava fazendo sua visita diária a uma enfermaria e, ao passar por um paciente, disse à enfermeira, sem imaginar que poderia ser ouvido por outras pessoas: "Este rapaz não vai viver." Por sorte, o jovem sabia o bastante sobre o poder curador da mente para se ajudar, e disse enfaticamente: "Eu vou viver!" Obviamente, ele recuperou a saúde.

Um dia toda a humanidade aprenderá que a mente é o remédio para todos os males, quando sabemos como usá-la. Aprenderá que ela possui seus próprios estimulantes e que, para vivermos normalmente, não precisamos de drogas ou narcóticos de qualquer tipo, que nela estão os melhores protetores do nosso organismo, nosso mais eficiente rejuvenescedor. Tudo é apenas uma questão de manter na mente pensamentos harmoniosos, positivos, carinhosos e, enquanto eles forem as ideias dominantes, os pensamentos inimigos, que só servem para prejudicar e destruir, serão expulsos e não conseguirão mais voltar. Precisamos nos habituar a não ser exageradamente afetados pelos acontecimentos cotidianos e repetitivos, que esgotam o sistema nervoso e a energia cerebral. No fim do dia, ao voltarmos para nossos lares, devemos começar um processo de construção, para nos recuperarmos para o dia seguinte, algo como recarregar a bateria com a energia que teremos de usar depois.

Se formos capazes de manter sempre em mente um ideal de saúde, de força em vez de fraqueza, de perfeição e plenitude, o ideal de homem divino que Deus criou e não a mera paródia de ser humano que o rompimento das leis, os maus hábitos de vida e a ignorância produziram, se tivermos sempre conosco o ideal de poder pessoal, que é nosso por direito de nascença, não haverá espaço para ideias de fraqueza, decrepitude e doença.

Resumo do capítulo

- Dispondo de boa saúde e forte determinação, podemos realizar maravilhas, mas, por maior que seja a ambição, quando prejudicamos nossa saúde com maus hábitos, com uma vida desregrada e pensamentos negativos, estamos jogando fora nossa melhor oportunidade de criar condições que nos levarão ao progresso.
- Você é o responsável pelos cuidados com o seu corpo e deve estabelecer como alta prioridade ingerir alimentos adequados e seguir um programa de atividade física que manterá seus músculos tonificados e seu corpo forte. Procure saber qual é a melhor dieta para seu estilo de vida, controle os excessos e limite a ingestão de bebidas alcoólicas. Livre-se de hábitos prejudiciais como o tabagismo.
- A saúde é, em grande parte, uma questão mental. O simples fato de viver não a produzirá. Ela é criada e mantida pelo modo de pensar.
- A saúde só pode ser estabelecida por pensamentos sadios: força em vez de fraqueza, harmonia em vez de discórdia, verdade em vez de preocupação com os erros, amor em vez de raiva, pensamentos construtivos em vez de prejudiciais.
- A convicção de que devemos ser donos de nós mesmos em quaisquer circunstâncias nos protegeria de muitos dos males dos quais somos vítimas. Pensando em saúde, atraímos saúde; pensando em doença, atraímos doença.
- Procure sempre entender que a verdade, a saúde e a harmonia não estão em algum lugar distante, mas no seu interior. Per-

ceber sua presença como um fato incontestável é o primeiro passo para obter a saúde perfeita.

- Existem pessoas com saúde delicada que habitualmente abrigam em sua mente pensamentos doentios e discordantes. Vivem falando sobre seus sintomas, observando-os, estudando-os em detalhes, procurando por eles, quase se vangloriando deles, sem perceber que, em termos mentais, o semelhante produz semelhante. Uma reversão no modo de pensar — manter em mente um quadro de saúde em vez de doença — curaria muitas pessoas incapazes de levar uma vida ativa. O pensamento saudável é a maior panaceia deste mundo.
- Um corpo saudável é a materialização de pensamentos saudáveis. Ele acompanha seus ideais e, enquanto você abrigar em sua mente ideais vigorosos, juvenis, progressivos, enérgicos e criativos, seu corpo reagirá de acordo com eles.

CAPÍTULO 2
Desenvolvendo uma consciência curativa

No capítulo anterior, você aprendeu a importância de estabelecer bons hábitos de saúde e de condicionar sua mente para ter pensamentos saudáveis. Se você realmente acredita ser uma pessoa sadia, será sadia. Esse conceito não é novo nem moderno e foi proclamado e demonstrado na Antiguidade e em muitas religiões. Na Bíblia judaico-cristã, existem inúmeras afirmações que refletem essa grande Verdade.

> Sou o Senhor que te cura. Se voltares ao Todo-Poderoso serás reconstruído. O Senhor aperfeiçoará o que me concerne. Eu sou o Senhor, o Deus de toda a carne; nada é impossível para Mim. Eu restaurarei tua saúde e curarei tuas feridas, disse o Senhor. Quem cura todas as doenças? Quem satisfaz sua boca com coisas boas? Quem restaura tua juventude como a águia? Ele enviou Sua Palavra e os curou e livrou-os da destruição. Porei Meu Espírito em vós e vivereis. Manterás em perfeita paz aquele cuja mente ficou em Ti, porque ele confiou em Ti. Portanto, Eu lhe digo: Tudo o que desejas, quando rezares, acredita que já o recebeste e o receberás. Tudo é possível para aquele que crê. Segue teu caminho, tua fé te salvou. Rezai uns pelos outros e sereis curados. A prece de um homem justo e ardoroso muito alcança. Ouvi tuas preces e vi teus temores. Eu o curarei. Um coração alegre cria um

semblante juvenil; o espírito desanimado seca os ossos. A língua dos sábios é saúde. Glorifique Deus em teu corpo.

Existe um único Poder Curador, que recebe muitos nomes, como Deus, Infinita Presença Curadora, Amor Divino, Divina Providência, Natureza, Princípio Vital e uma infinidade de outros. Desde que se iniciaram os registros dos fatos da humanidade, há referências ao grande poder curador.

Na Bíblia, a Infinita Presença Curadora é chamada de Pai. Ela é o agente curador em todos os tipos de doenças, sejam mentais, emocionais ou físicas. Ela governa a mente subconsciente e pode curar seu corpo e sua mente, e todas as doenças e impedimentos, desde que seja conduzida para isso e cientificamente dirigida. Ela a todos atende, independentemente de etnia, cor ou credo, e não pergunta se você faz parte de uma igreja ou comunidade religiosa.

Você já teve inúmeras curas desde o seu nascimento. Sei que é capaz de se lembrar de quantas vezes a Presença Curadora cicatrizou cortes, queimaduras, hematomas, contusões, torções etc., quando nem você nem outra pessoa ajudaram a sanar esses males por meio da aplicação de remédios.

Algumas pessoas me procuram queixando-se de que são assombradas por vozes que periodicamente as incitam a cometer maus atos. Elas afirmam que não conseguem reprimi-las nem pela prece, nem pela leitura da Bíblia. Estão convencidas de que as vozes vêm de seres sobrenaturais que se apoderaram de suas mentes. Outras afirmam que essas vozes pertencem a espíritos desencarnados.

A verdade é que seus subconscientes foram influenciados de maneira negativa, estão dominados e controlados por uma sugestão falsa, mas potente. Todos que deixam suas falsas crenças ganharem força sobre eles ficam mentalmente desequilibrados.

DESENVOLVENDO UMA CONSCIÊNCIA CURATIVA

Para se livrar do problema, essas pessoas precisam reprogramar seu subconsciente de maneira positiva, construtiva e harmoniosa. Apesar de a mente mais profunda possuir poderes transcendentais, ela aceita com a mesma facilidade tanto sugestões boas quanto ruins.

Recomendo a essas pessoas, e também a outras que sofrem de problemas semelhantes, decorarem a seguinte meditação e a repetirem várias vezes ao dia:

> O amor, a paz, a harmonia e a sabedoria de Deus inundam minha mente e minha alma. Amo a verdade, ouço a verdade e conheço a verdade. Sei que Deus é amor, e Seu amor me envolve e penetra em meu ser. O rio da paz de Deus flui pela minha mente e eu dou graças pela minha liberdade.

Sempre repita esta prece vagarosamente, em voz baixa e reverente, com profunda emoção. Nunca deixe de fazê-la antes de dormir. Ao se identificar com a harmonia e a paz, as afirmações promoverão um novo arranjo dos padrões de pensamento e das imagens mentais, e a cura virá.

Quando Susan K. veio me procurar, seu grande nervosismo era evidente. Sua filha estava com uma doença incomum e incurável. Seus médicos já haviam tentado tratá-la com várias drogas e injeções, mas nada parecia ajudar.

Durante nossa conversa, Susan me contou que estava se divorciando e que o processo não corria bem por causa de vários empecilhos, o que a fazia sentir-se muito agitada e emocionalmente perturbada. Percebi que essas sensações estavam sendo comunicadas de forma subconsciente à criança, e não era de admirar que a menina tivesse adoecido. Os filhos vivem à mercê dos pais e são controlados pelo clima mental e emocional dos que os cercam. Como ainda não têm um raciocínio estabelecido, não são capazes de controlar seus pensamentos, emoções e reações diante dos fatos da vida.

Sugeri a Susan que lesse o Salmo 23 para se sentir mais calma e a pedir a orientação divina enquanto desejava paz e harmonia ao seu marido.

Ela derramou amor e boa vontade sobre ele e pouco a pouco foi dominando a profunda raiva que sentia. A febre da menina se devia ao ódio reprimido da mãe, que era sentido subjetivamente por ela e expresso sob a forma de uma febre muito alta e sem causa aparente. Depois que Susan aquietou sua mente, dei-lhe a seguinte prece para fazer pela sua filha:

> O Espírito, que é Deus, é a vida de minha filha. O Espírito jamais tem febre, jamais se sente mal ou abatido. A paz de Deus flui pelo corpo e pelo espírito de minha filha. A harmonia, a saúde, o amor e a perfeição de Deus estão presentes em todos os átomos do seu organismo. Ela está tranquila, relaxada e serena. Eu agora estou avivando a presença de Deus dentro dela, e tudo está bem.

Susan repetiu esta prece a cada hora durante um bom período de tempo. Pouco depois notou uma mudança notável na menina, que acordou pedindo sua boneca preferida e dizendo que estava com fome. A febre havia diminuído e logo sua temperatura se normalizou. O que aconteceu? A febre foi embora porque a mãe não tinha mais em sua alma a raiva e a agitação febril causada pelo processo de divórcio. A mente da criança captou a paz, a harmonia e o amor no pensamento e nas palavras de Susan e produziu uma reação correspondente.

Todos nós somos curadores desde o nascimento pelo simples motivo de que a Presença Curadora de Deus está no interior de tudo o que existe neste mundo e podemos entrar em contato com Ela por meio do pensamento. A Presença Curadora é onipresente e está no cão, no gato, na árvore, no pássaro e no solo. Ela é a vida de todas as coisas.

Esta é a lei da mente. Seja como o garotinho da escola dominical que, desanimado porque o colírio que o médico receitara para sua conjuntivite não estava funcionando, orou da seguinte maneira: "Deus, o Senhor fez os meus olhos, por isso é capaz de curá-los. Faça isso sem demora. Quero ser curado agora. Depressa. Obrigado." Ele teve uma recuperação notável por causa de sua simplicidade, espontaneidade e fé simples e inabalável. Por que não imitá-lo?

Não deixe a palavra *incurável* assustá-lo. Conscientize-se de que está entrando em contato com a Inteligência Criativa que criou o seu corpo. Apesar de muitos dizerem que uma determinada condição não pode ser curada, tenha certeza de que essa Infinita Presença Curadora está à sua disposição. Você pode recorrer a ela por meio das leis criativas da sua própria mente. Use sempre esse poder. Realize milagres em sua vida. Lembre-se de que um milagre não prova o que é impossível, ele só confirma o que é possível. Com Deus, tudo é possível. "Eu restaurarei tua saúde, curarei tuas feridas, disse o Senhor."

A palavra "Senhor" na Bíblia significa a lei criativa que existe em sua própria mente. Há um profundo princípio curador que permeia todo o universo e que flui por seus padrões mentais, imagens e escolhas e lhe dá forma. Você pode trazer para sua vida qualquer coisa que esteja desejando por meio da Infinita Presença Curadora que opera por meio de sua própria mente. Milhões de pessoas que afirmam serem religiosas, no fundo, são ateias, pois frequentemente fazem afirmações do tipo: "Meu filho tem uma doença incurável"; "Nada pode me curar" ou "É um caso perdido", esquecendo-se de que em suas igrejas e templos estão sempre dizendo: "Para Deus tudo é possível" ou "Deus criou a Terra e tudo o que nela existe".

Ora, quem nega a Infinita Presença Curadora é um ateu, porque se Deus criou o corpo, com certeza é capaz de curá-lo. Deus conhece todos os processos e funções do corpo humano e o desenvolve a partir de uma única célula.

Você pode usar a Presença Curadora com qualquer propósito, e não só para sanar mente ou espírito. Ela é o mesmo princípio que atrai para você o marido ou a esposa ideal, o faz prosperar nos negócios, o ajuda a encontrar seu verdadeiro lugar no mundo e lhe dá respostas para seus mais difíceis problemas. Com a correta aplicação desse princípio, você pode se tornar um grande médico, professor, vendedor, músico ou cirurgião. Ele pode ser usado para trazer harmonia onde há discórdia, paz onde há sofrimento, alegria onde há tristeza e abundância onde existe escassez.

O processo de cura tem três etapas. A primeira é não ter medo da condição que o aflige. A segunda é se conscientizar de que essa condição é somente o produto de uma antiga maneira de pensar, que não terá mais poder para manter sua existência. A terceira é exaltar mentalmente o milagroso Poder Divino de Cura que existe no interior do seu ser.

Siga estas etapas e a produção de venenos mentais em você ou na pessoa pela qual está orando será imediatamente interrompida. Não permita que a opinião de outras pessoas ou os temores da sociedade desviem seu pensamento, mas viva emocionalmente na crença de que Deus está em ação em sua mente e em seu corpo.

Diz a Bíblia: "É chegado o Reino dos Céus. Curai os enfermos, limpai os leprosos, ressuscitai os mortos, expulsai os demônios; de graça recebestes, de graça dai." (Mateus 10, 7-8) A falta de saúde é a falta de integração com Deus, é a separação do Divino. "Ele restaura minha alma", diz o salmista. A alma é a mente subconsciente, e é possível restaurar sua mente subconsciente, para a plenitude, a beleza, a paz e a serenidade. Com a mente racional, ou consciente, procure ideais que promovem a vida. Pense a partir de princípios como harmonia, paz, amor, verdade e beleza. Proclame que o Reino dos Céus está próximo. Proclame primeiro para você mesmo.

O reino da inteligência, da sabedoria e do poder, o amor eterno, a infinita inteligência de Deus, estão presentes no seu subconsciente. Proclame essa verdade para você mesmo. Ensine-a para suas próprias faculdades mentais. Ensine-as a desistir de ilusões, falsas ideias, má vontade, ressentimento e antagonismo. Não é possível se curar e ao mesmo tempo continuar dando abrigo ao ódio, ao rancor e a um profundo sentimento de autocondenação. Você tem de desistir de tudo o que é diferente das verdades divinas e aceitar que o Espírito é Deus.

Deseje a todos o que deseja a você mesmo: saúde, felicidade, paz e todas as bênçãos da vida. Perdoe-se por guardar pensamentos negativos. Perdoe a todos que imagina terem feito mal a você. Assim agindo, criará um vácuo em seu interior e o Espírito Santo de Deus tomará conta desse espaço e o curará. Aceite o fato de que o espírito que existe em você é Deus. Ele é a Única Causa. Não conceda poder a coisas externas, ao clima, ao vento, às ondas do mar, aos micróbios, aos vírus, a nada. Modifique sua mente e você modificará seu corpo.

Tenha sempre em mente as verdades de Deus e você expulsará dela tudo o que for prejudicial. Imagine que seu subconsciente é um balde de água suja. Se você for paciente e ficar derramando água limpa nele, gota a gota, depois de algum tempo será capaz de beber desse balde, porque nele só haverá água limpa. Como milhares de células morrem a cada segundo em seu organismo, se você puser em sua mente só o que é belo, nobre e semelhante a Deus, seus órgãos, tecidos e células serão reparados dentro de um ambiente espiritualizado. Será criada em seu organismo uma penicilina espiritual, com a qual você destruirá as bactérias do medo, da preocupação e da ansiedade.

A persistência e a repetição fazem milagres em sua vida. Reitere as grandes verdades com afirmações como:

> O Poder Curador de Deus está fluindo por mim agora, me curando e me devolvendo a inteireza. A Infinita Presença Curadora me criou e sabe como me curar porque conhece cada átomo do meu corpo e todos os processos e funções do meu organismo. Eu afirmo que o Espírito Santo está fluindo por todo o meu ser, animando, sustentando, curando e restaurando meu corpo e minha alma, levando-os a conhecer a saúde perfeita, a beleza e a harmonia.

Sim, eu falo em restaurar a alma porque a alma é o seu subconsciente. Não importa qual seja o seu problema, não importa qual seja a dificuldade em solucioná-lo, ele é um modelo negativo, um complexo mental, um molde venenoso alojado nos recessos do subconsciente. Mas saiba que o inferior tem sempre de se submeter ao superior e, portanto, à medida que for espiritualizando seus pensamentos e alimentando sua mente mais profunda com ideias de beleza, harmonia e perfeição, ela não terá outra opção a não ser se limpar, se purificar, e a cura virá em seguida.

É inútil ficar orando a Deus suplicando uma cura. Ele não reage a petições, súplicas ou promessas. A Presença de Deus responde à sua crença, convicção e conhecimento, e isso já está escrito há muito tempo: "Como creste, assim te será feito."

A cura permanente segue-se a uma verdadeira e profunda mudança na mente e no coração, a um recondicionamento do subconsciente. Anuncie o Reino dos Céus para sua própria mente. Ensine suas faculdades, que são seus discípulos, a desistir do medo, do ódio, do rancor e das falsas crenças. Ensine-as a não julgar pela aparência, a não dar poder a condições externas, a permitir que o Poder Curador flua por todo o seu corpo e, então, elas se tornarão qualidades disciplinadas da mente.

Por exemplo, você precisa disciplinar sua visão. Aprenda a se ver mentalmente bem-sucedido e com saúde. Visualize o médico lhe cumprimentando pela sua excelente saúde e você estará levando sua mente para onde está esse quadro mental. Quem tem um mau quadro mental sobre si próprio, quem se visualiza como uma pessoa debilitada, incapaz de lidar com seus males, será sempre doente, frustrada e neurótica. Quem, de maneira sistemática, regular e vigorosa declara à sua mente que a presença do reino de harmonia, saúde, paz, sabedoria, beleza e amor infinito está alojado na sua mente mais profunda, se convence de que a Infinita Presença Curadora, que o criou, é Todo-Poderosa, que não existe nada capaz de se opor a ela ou desafiá-la, que ela está em seu interior esperando para ser chamada, terá sua fé novamente acendida, a visualização mais nítida, e maravilhas acontecerão em sua vida. Com certeza, haverá uma cura. A verdade é que tudo já está pronto se a mente estiver pronta.

Saiba que existe uma Única Presença e um Único Poder, nada mais. Assim agindo, você não concederá poder a qualquer outra coisa que existe no universo. Não há um princípio, uma lei da doença. Não existe nada para sustentá-la, porque ela é um produto do pensamento destrutivo. Por isso, se você mudar seu modo de pensar para se conformar com os princípios universais, seu corpo será obrigado a mudar. Esta é uma lei da mente.

O corpo é caracterizado pela inércia. Phineas Parkhurst Quimby, um dos primeiros proponentes da ciência religiosa, falou sobre isso há quase dois séculos. Ele afirmava que o corpo se move como é movido; que age porque é impelido a isso. Em suma, você pode tocar em seu corpo uma melodia de amor ou um hino de guerra. Ele não se importa, porque é apenas um monte de moléculas e não pode originar qualquer movimento, não tem iniciativa, inteligência própria, nem vontade. Não é mais do que uma pedra. Você tem de movimentar uma pedra de um lugar para o outro. Seu corpo é feito da substância primordial e é moldado pelo seu pensamento.

Imagine que você amputou uma perna ou um braço do seu corpo e colocou a parte amputada sobre uma mesa. Ela não ficará com câncer, tuberculose, malária ou qualquer doença que existe neste mundo, porque está separada da mente. Sofrerá a decomposição, que é um fenômeno natural, mas isso não é doença.

Suponha que seus pensamentos estejam repletos de medo, ansiedade e preocupação. Como resultado, você talvez desenvolva uma gastrite, que é uma inflamação da mucosa do estômago, que poderá levar à formação de úlceras. Atualmente, a maioria dos médicos conhece a doença psicossomática, causada pelas emoções negativas, e sabe que estas, de fato, geram úlceras e muitos outros males. Imagine que você foi operado para a retirada de uma úlcera. Se continuar com as preocupações anteriores, se não conseguir vencer a irritação, a preocupação e a hostilidade, mesmo que estiver seguindo a dieta recomendada pelo médico, você terá novas úlceras.

Isso mostra que a cirurgia não é a cura. A verdade é que milhares de pessoas estão se curando de úlceras pondo em sua mente as verdades de Deus, estabelecendo a paz e a harmonia em sua mente, pensando no que é verdadeiro, justo, belo, puro e honesto, pensando a partir da ideia de harmonia, saúde, paz, amor e boa vontade. Agindo dessa forma, estão criando um corpo novo e saudável, porque, de qualquer maneira, a cada 11 meses todas as células do nosso organismo são substituídas, e os pensamentos positivos farão com que as novas células sejam criadas dentro de um bom ambiente espiritual.

A percepção do amor é o maior poder de cura que pode existir. Há pessoas que não obtiveram acesso à educação formal, de pouca erudição, que não conhecem nada sobre anatomia ou fisiologia humanas e são extraordinárias curadoras, porque possuem uma grande conscientização do amor. Muitos médicos e cientistas ficam impressionados diante das curas milagrosas feitas por esses indivíduos. Os curadores têm noção de que uma Inteligência Infinita faz o sol brilhar e os planetas seguirem suas órbitas, governa todo o universo com leis e princípios inalteráveis. Eles têm consciência da indescritível beleza de Deus; percebem a absoluta harmonia que existe no mundo; sabem, acima de tudo, que Ele implantou Seu infinito amor em nós. Segundo muitos curadores, esta é a explicação para a atitude de uma mãe que move céus e terra à procura de uma cura para a doença do filho; do pai que assume a culpa por um crime para livrar um filho da prisão; do soldado solteiro que dá a vida para que seus companheiros casados e com filhos saiam ilesos de um ataque. Todavia, todo esse amor, por mais maravilhoso que seja, nada mais é do que uma gota do infinito oceano do Amor de Deus.

A Dra. Helen Flanders Dunbar, renomada psiquiatra também graduada em teologia, escreveu um livro chamado *Emotions and Bodily Changes*, onde conta vários casos interessantes, entre eles o relatado por um certo Dr. Grottick. Um de seus pacientes, sapateiro por profissão, estava ficando cego e atribuía o fato ao seu trabalho. O médico lhe receitou vários remédios e aconselhou-o a parar de trabalhar por algum tempo. Entretanto, os olhos do homem não mostraram qualquer melhora e ele continuava a sofrer hemorragias na retina.

O Dr. Grottick resolveu modificar o tratamento que estava fazendo, convencido de que a doença do seu paciente era psicogênica, ou seja, tinha origem emocional. Ele começou a analisar o sapateiro e acabou descobrindo que havia muitas coisas que ele não queria mais ver em sua vida, que guardava rancor de várias pessoas e assim por diante. Quando, com a ajuda do médico, o paciente foi se libertando das emoções negativas, seus olhos passaram a reagir ao tratamento com medicamentos, e logo ele estava curado.

Os médicos e cientistas que estudam os fenômenos da psique, ou alma, e as emoções para entender as doenças de fundo psicossomático afirmam que problemas de visão como o glaucoma e o descolamento de retina geralmente estão associados com distúrbios mentais e emocionais.

Há alguns anos li o relatório final de um estudo feito no Chicago Eye, Ear and Throat Hospital com 500 pacientes que sofriam de glaucoma. A pesquisa revelou que cerca de 25 por cento deles abrigavam ódio ou rancor dos pais ou outros parentes. Eles não queriam ver certas coisas e foram perdendo a visão na tentativa de excluir uma situação que os perturbava.

No seu livro, a Dra. Dunbar relata o caso de uma mulher que começou a perder a visão depois que sua irmã foi internada em uma instituição psiquiátrica. Por que isso estava acontecendo? A mulher acalentava um grande sentimento de culpa em sua mente, porque acreditava que não fora compreensiva com a doença da irmã e poderia ter feito alguma coisa para impedir a internação. Os médicos começaram um tratamento psicoterápico e explicaram à mulher que essa ideia de culpa estava prejudicando sua visão e a ajudaram a recuperar a paz de espírito, orientando-a, primeiro, a se perdoar e, depois, a abençoar sua irmã. Como já disse tantas vezes, a autocondenação e a autocrítica são altamente destrutivas.

Anos atrás, um médico-cirurgião, meu amigo, me mostrou sua mão direita, coberta de feridas que resistiam a qualquer tipo de tratamento.

— Sabe, esta mão não quer sarar — disse ele, aborrecido. — Não consigo mais operar. Já consultei inúmeros especialistas, e nada. Tentei pomadas e loções e até radioterapia, mas nada dá resultado.

— Você tem ideia do motivo dessa doença só afetar sua mão direita? — perguntei. A Bíblia nos explica que o lado direito representa o mundo objetivo, e o esquerdo, o mundo subjetivo. — Você fez algo na sua vida profissional que lhe causou um sentimento de culpa?

— Sim — disse o médico, corando. — Mas isso aconteceu há muito tempo, quando eu ainda era um interno.

— Você voltaria a agir da mesma forma?

— Não, óbvio que não! — protestou meu amigo.

— Então, está condenando um homem inocente. Você não é o mesmo homem que era naquela época. Tem uma nova visão de vida e, por isso, em termos emocionais, também não é o mesmo.

Em termos físicos, seu organismo já se renovou várias vezes. A cada 11 meses ganhamos um corpo novo, porque todas as nossas células são substituídas por células novas. Por isso, não há por que condenar o jovem que você era na época.

Minha explicação foi o início da cura. Em algumas semanas, sua mão estava totalmente curada e ele pôde voltar a operar. Sua autocondenação, sua autocrítica e seu profundo sentimento de culpa impediram sua mão de ser curada por quase dois anos. O problema é que com a culpa vem a ideia de ser merecedor de castigo, e daí vem o medo da punição. Entretanto, estas são apenas falsas crenças.

A Presença Divina não condena e está sempre pronta a cicatrizar cortes, queimaduras e hematomas, dando-nos novos tecidos e pele. A tendência da vida é curar, e Deus deseja para todos os seus filhos uma vida feliz, amor, verdade e beleza de uma forma que transcende nossos mais absurdos sonhos. A tendência da vida é curar e restaurar a normalidade até daqueles que apresentam sintomas de psicose e mania. Esse é o movimento, o ritmo da natureza. Deus é o Princípio Vital que anima tudo o que existe neste universo. Entretanto, enquanto alguém estiver se condenando, não poderá ser curado. A autocondenação e a autocrítica bloqueiam a cura. Esse processo é similar ao entupimento de um cano. Se nele houver gordura, fiapos, corrosão e ferrugem, a água não pode passar, por mais limpa e pura que for.

Em seu livro, a Dra. Helen Flanders Dunbar salienta que a pele, mais do que qualquer outra parte do corpo, demonstra a relação entre os pensamentos e emoções de uma pessoa com a sua saúde. De fato, a pele é o local onde o mundo interior se comunica com o exterior, e os problemas dermatológicos geralmente são causados por hostilidade, emoções reprimidas, raiva, rancor, sentimentos de culpa, representando um protesto por algo que está acontecendo na vida interior do paciente.

Essa, naturalmente, é uma afirmação muito interessante, mas a Bíblia já sabia disso há milhares de anos. "O homem é o que pensa em seu coração." O coração é a mente subconsciente, a sede das emoções. Existem inúmeras crenças e pensamentos guardados em nossa mente mais profunda. Eles têm vida própria e ditam e controlam todas as nossas ações conscientes.

O padre Jameson, sacerdote da Igreja Episcopal, recebeu um diagnóstico de câncer e, tempos depois, seu médico lhe disse que havia metástases em todo o corpo. O padre pediu aos membros da congregação para rezarem por sua saúde e ele mesmo conversava diariamente com Deus, pedindo-lhe que lhe permitisse continuar com o sacerdócio. As dores, contudo, estavam aumentando e o médico recomendou a radioterapia. A fé do padre Jameson não foi abalada. Ele tinha certeza de que um Poder Maior criara seu corpo e, por isso, sabia como curá-lo. Alguns meses depois, o médico lhe disse que o câncer estava cedendo e que a sua cura seria completa.

Existem muitas pessoas que conseguem romper a "casca" de uma doença porque, quando modificam seu modo de pensar, modificam o seu corpo. Nenhuma doença é independente da mente, como expliquei no início deste capítulo. A cura espiritual é uma realidade. Quando deixarmos nossa mente inundada com as verdades de Deus e perdoarmos todos com quem já tivemos contato e, acima de tudo, perdoarmos a nós mesmos, haverá, sem dúvida, uma cura milagrosa.

Quem é cego para essa realidade e se apega à sua cegueira não será curado. Aqui a cegueira é ignorância, superstição ou medo, é acreditar que Deus deseja o sofrimento para os seres humanos. Conscientize-se de que é normal e natural ser saudável, feliz, alegre e livre. Aceite o fato de que seu corpo é o lugar onde Deus habita, é o tabernáculo do Deus Vivo. Você não pode se libertar das doenças e ao mesmo tempo continuar agarrado ao ódio, ao rancor, à amargura e à autocondenação. Pense no caso de uma pessoa que sofre com o alcoolismo. Ela não será curada enquanto estiver presa ao seu sentimento de culpa, à ideia de que é uma pessoa fraca, sem força de vontade, ao ódio e desprezo por si própria. Não! Ela precisará ter boa vontade e compaixão no coração, terá de irradiar amor, paz e benevolência a todos os seres vivos deste mundo, inclusive a si própria, para expulsar de sua vida todos os sentimentos negativos.

Sem qualquer sombra de dúvida, a Divina Presença está dentro do seu ser e encontra-se sempre disposta a atendê-lo. Conscientize-se de que se o Milagroso Poder de Cura ficar focalizado no local de sua mente onde está gravado um problema, poderá eliminá-lo, abrindo espaço para a entrada do fluxo curador do Onipotente.

Milhões de pessoas são psicológica e emocionalmente cegas, como eu já disse, porque não sabem que vão se tornar o que pensam durante o dia inteiro e abrigam em sua mente ódio, raiva ou inveja dos outros, sem saber que estão secretando toxinas mentais que tendem a destruí-las. Esse é seu mal, sua doença.

A doença é falta de paz, de equilíbrio, e ela sempre tem origem na má vontade. Milhares de pessoas estão constantemente pensando que não existe um meio de resolver seus problemas e não têm esperança de recuperar a saúde, afirmando que Deus não pode curá-las. Da boca para fora, porém, estão sempre dizendo: "Para Deus tudo é possível" ou "Todas as bênçãos vêm de Deus". Essa atitude é o resultado da cegueira espiritual, porque esse desencontro de afirmações mostra que, no fundo, essas criaturas não acreditam em Deus, pois negam o que estão afirmando.

É importante tomarmos consciência da relação e da interação da mente consciente com o subconsciente. Depois de uma cuidadosa introspecção, muitas pessoas que antes eram cegas a essa verdade agora estão constatando que a saúde, a riqueza, a paz de espírito e a felicidade podem ser abundantes em sua vida por meio da aplicação correta das leis da mente e da compreensão da maneira como o Espírito funciona.

Sim, o Poder Curador de Deus reside no seu interior e maravilhas podem acontecer quando você se habituar a dizer: "Deus, que habita dentro de mim, está me curando agora." Nenhum médico, psiquiatra, psicólogo, terapeuta, curador mental ou religioso jamais curou um paciente. O psiquiatra, psicólogo ou terapeuta remove bloqueios mentais, e os médicos e cirurgiões removem os bloqueios físicos que impedem o fluxo do Amor e do Poder Curador de Deus pelo seu organismo. Existem muitos métodos para remover esses bloqueios. O Poder Curador que habita dentro da sua mente subconsciente, desde que adequadamente dirigido por você mesmo ou por outra pessoa, curará sua mente e seu corpo de qualquer tipo de doença.

Existe apenas um único processo de cura, um único Princípio Curador Universal fluindo por tudo o que existe neste mundo. Deus é vida, e esse Princípio Vital atua nos reinos animal, vegetal e mineral sob a forma de instinto ou da lei do crescimento. Há inúmeras técnicas, abordagens e métodos para o uso do Poder Universal, mas um único processo de cura: a fé. "Vai, seja-te feito conforme tua fé."

A lei da vida é a lei da crença. O que você acredita sobre você, a vida e o universo? Há inúmeras religiões e crenças no mundo que o explicam de diversas formas. A crença é um pensamento que faz com que o poder do subconsciente seja distribuído em todas as fases da sua vida, e você terá resultados, seja essa crença falsa ou verdadeira. É muito melhor saber o que está fazendo e por que está agindo de uma determinada forma.

Você tem de entender que a Bíblia jamais fala sobre nossa crença em algum ritual, cerimônia, instituição ou modelo. Ela fala sobre a crença em si mesmo. Nossa crença é apenas o pensamento que acalentamos em nossa mente. "Tudo é possível para aquele que crê." A cura ou terapia espiritual consiste em nos voltarmos para Deus, que está em nosso interior, e nos lembrarmos da paz, da harmonia, da inteireza, da beleza, do amor eterno e do poder sem limites.

Há, porém, o modo certo de pensar. Se você estiver orando por causa de um problema cardíaco, por exemplo, não pense em um coração doente, porque pensamentos são coisas. O pensamento toma forma de células, tecidos, nervos e órgãos, e se em sua mente houver um quadro mental de doença, ele será reforçado. Pare de pensar em sintomas, dores e órgãos do seu corpo. Volte-se para Deus e Seu amor. Sinta e saiba que existe um Único Poder, uma Única Presença Curadora, e que, portanto, não há poder para desafiar os atos de Deus. Tranquilamente e com muito amor, afirme que o poder curador e fortalecedor da Presença Infinita está fluindo através do seu ser, restaurando sua saúde e bem-estar. Saiba e sinta que o amor de Deus se manifesta em você como força, resistência, paz e vitalidade. Se agir dessa forma, qualquer órgão doente será curado por Deus. Glorifique Deus em seu corpo agora e sempre.

Resumo do capítulo

- Existe um Único Poder Curador. Ele recebe muitos nomes, como Deus, Infinita Presença Curadora, Amor Divino, Providência Divina, Natureza, Princípio Vital etc.

DESENVOLVENDO UMA CONSCIÊNCIA CURATIVA

- Somos todos curadores por direito de nascença pela simples razão de que a Presença Curadora de Deus habita no interior de cada ser vivo e todos podemos entrar em contato com Ele por meio de nossos pensamentos. A todos Ele responde.
- Há três etapas no processo de cura. A primeira é não ter medo da condição que o aflige. A segunda é tomar ciência de que a condição é apenas o produto de um modo antigo de pensar, que não terá mais poder para continuar existindo. A terceira é exaltar mentalmente o Milagroso Poder Curador de Deus que está em nosso interior.
- Não adianta orar a Deus pedindo para ser curado. Deus não responde petições, súplicas nem promessas. Ele reage à sua crença, sua convicção e seu entendimento.
- A cura espiritual é algo muito real, porque vem do Poder Milagroso que nos criou e que sabe como nos curar. Colocando em nossa mente as verdades de Deus, perdoando a nós mesmos e a todos os outros com quem mantivemos contato, obteremos uma cura maravilhosa.
- Volte sua mente para Deus e Seu amor. Saiba e sinta que existe um Único Poder, uma Única Presença Curadora. Perceba que a harmonia, a beleza e o amor de Deus se manifestam em você como força, resistência, paz e vitalidade. Focalize sua atenção no amor de Deus e o órgão doente será curado pela luz desse amor. Deus, que vive no seu interior, o está curando aqui e agora.
- A crença é um pensamento de sua mente que faz com que o poder do subconsciente seja distribuído em todas as fases de sua vida. Não importa se sua crença é falsa ou verdadeira. Ela sempre produzirá resultados.

CAPÍTULO 3
O mundo inteiro acredita em uma mentira

"O mundo inteiro acredita numa mentira, por isso, quando eu conto a verdade, eles pensam que estou mentindo." Sabe quem disse isso? Phineas Parkhurst Quimby, em 1847, na época o maior terapeuta espiritual dos Estados Unidos. Ele era um curador extraordinário, e esta era uma de suas frases preferidas.

E que mentira seria essa? Ora, talvez a maior de todas, a que afirma que as coisas externas são causativas. O pensador científico, aquele que pensa com um mínimo de sensatez, não concede poder ao mundo fenomênico. O mundo material é um efeito, não uma causa. O pensador científico só concede poder ao Criador, não às coisas criadas, e afirma que a Infinita Presença e o Infinito Poder estão dentro de você. "Eu sou o Senhor que te cura." Portanto, o Milagroso Poder Curador está presente no seu interior e é o único Poder que existe. Como a Bíblia nos ensina: "Ouve, ó Israel, o Senhor teu Deus é um" — um Único Poder, nem dois, nem três, nem mil; só um.

Tanto em termos científicos quanto espirituais, só pode haver um único Poder. Se existissem dois, um cancelaria o outro, e seria o caos. Não haveria ordem, simetria nem proporções no universo, mas um choque de vontades, o que, obviamente, seria um total absurdo. Existe um único Poder, portanto, as coisas externas não são causativas.

Há pessoas que acreditam que, se tomarem o sereno da noite, pegarão um resfriado ou até uma pneumonia. Que tolice! O ar da noite é o mesmo que respiramos durante o dia e, portanto, é inócuo, inofensivo. O ar jamais disse: "Vou lhe dar um resfriado, uma gripe ou uma pneumonia." Outras criaturas garantem que se molharem os pés na chuva ficarão com bronquite. Ora, a água é feita de hidrogênio e oxigênio (H_2O), uma mistura inócua, e não tem poder para criar um resfriado, uma tosse, nem uma bronquite. Há pessoas, ainda, que ao espirrar afirmam que vão ficar resfriadas, sem saber que o espirro é o sistema de alarme Divino que existe no seu interior avisando sobre uma falta de balanceamento. Se o indivíduo está em um cômodo aquecido e sai de casa, respirando o ar frio, ele espirra, porque a natureza está procurando um equilíbrio.

Os cientistas afirmam que nascemos com dois medos: o de barulho e o de cairmos. Isso faz parte do sistema de alarme que Deus colocou em nós. Por exemplo, você está para atravessar uma rua e um automóvel vem vindo. O motorista buzina e você volta para a calçada. O medo passou. Portanto, a lei é: "O homem é o que pensa em seu coração." Seus pensamentos e emoções criam o seu destino.

Seu coração, nesse sentido, é sua mente subconsciente, e tudo que você imprime nela é concretizado como uma forma, uma função, uma experiência e um evento. Você não está sujeito a forças externas. Você não concede poder a homens, mulheres, crianças, animais, vegetais, pedras, Sol, Lua ou estrelas. Deus criou todas estas coisas. As estrelas são aglomerados de moléculas girando no espaço, e seu corpo também tem estrutura molecular, como a luz, por exemplo. Os planetas são inofensivos, não têm mais poder do que uma pedra de rio. Muitas vezes, já ouvimos alguém dizer:

"Não existem coisas boas ou coisas más, é o pensamento que as faz serem boas ou más." Esta é uma verdade absoluta. Muitas pessoas afirmam: "Morango me dá urticária." Ora, se isso fosse verdade, todas as criaturas do mundo que comessem morangos ficariam com urticária. O fato é que essas pessoas decretaram uma lei para si mesmas e, por isso, têm um mau relacionamento com morangos. Quando afirmam categoricamente que morangos lhes dão urticária, estão dando uma ordem ao seu subconsciente e, naturalmente, quando comem a fruta, o subconsciente as vê entrando e diz: "O chefe quer urticária", e imediatamente a produz.

Fazemos muitas leis só para nós mesmos. Por exemplo: "Não posso comer cogumelos. Eles me dão uma tremenda indigestão." Mais uma vez, milhões de indivíduos comem cogumelos e não têm indigestão. Se essa fosse uma lei universal, todos os seres humanos ficariam com indigestão quando comessem cogumelos. Portanto, não julgue pelas aparências. Os cinco sentidos relatam uma avalanche de sons e visões, de conceitos de todos os tipos, bons e maus, mas você não é uma vítima dos sentidos. Pode rejeitar o que ouve ou o que vê. Pode ver paz onde existe discórdia, amor onde existe ódio, alegria onde existe tristeza, luz onde existem trevas e vida onde existe a chamada morte. Você tem a capacidade de disciplinar seus sentidos e sentir o doce sabor de Deus. Sinta o sabor da Verdade da mesma forma que você sente o sabor de uma fruta.

Não julgue pelas aparências. Você está neste mundo para separar o falso do verdadeiro, ou, como se diz, separar as ovelhas das cabras. Muitas pessoas dizem que têm alergia a pólen de flores e que, se entram em contato com ele, sofrem de inflamação das mucosas ou crises de rinite ou asma. Já presenciei uma mulher que afirmava ser alérgica a rosas ser hipnotizada, e quando o médico colocou um copo de água destilada diante do seu nariz, afirmando que aquilo era uma rosa, ela teve uma crise alérgica, com todos os sintomas esperados, ali, na minha frente. Agora, me diga honestamente, onde está a alergia? É óbvio que está na mente da mulher, porque não poderia ser causada pela água destilada. O subconsciente dessa senhora poderia ter criado uma alergia a seu marido, seus chefes, um colega de trabalho, qualquer coisa, mas, como o pólen, a rosa e tantos outros alérgenos, tudo o que existe no mundo é feito da mesma substância que existe em nossa corrente sanguínea, em nosso organismo inteiro.

Existe uma Única Substância. Deus é a Única Presença, Poder, Causa e Substância. Tudo o que existe neste mundo é o Espírito de Deus manifestado, pois foi Ele quem tudo criou. Existe o Espírito e a matéria. A matéria é o nível mais baixo do Espírito e o Espírito é o mais alto nível da matéria. Eles são intercambiáveis, são a mesma coisa.

Numa certa ocasião em que estive em Viena, fui visitar o renomado psiquiatra Dr. Victor E. Frankl, que ficara prisioneiro no campo de concentração de Auschwitz durante a Segunda Guerra. Ele pratica o que é chamado de logoterapia e escreveu o livro *Em busca de sentido*. Ele me contou que, junto a outros jovens médicos, também internos do campo de concentração, passou a observar o que acontecia às pessoas submetidas àquelas condições subumanas. Por exemplo, quando chegaram, eles tiveram de tomar um banho frio e ficarem nus, expostos ao ar gélido. Não havia toalhas, nada para se enxugarem. Era o final do outono e a temperatura já estava bem baixa. Nos dias seguintes, "nossa curiosidade virou surpresa, porque nenhum de nós ficou resfriado". Houveram muitas surpresas similares para esses recém-chegados. "Nós, médicos, aprendemos, acima de tudo, que os livros de medicina contam mentiras."

Frankl também comentou:

— É comum dizermos que não podemos ficar sem dormir por um certo período de tempo, o que também é errado. Eu estava convencido de que havia coisas que eu simplesmente seria incapaz de fazer. Não conseguiria viver sem isto ou sem aquilo. Mas aprendi o quanto um indivíduo consegue suportar. Não tínhamos como escovar os dentes, e apesar da falta de higiene e da grave deficiência de vitaminas, nunca tivemos problemas de gengiva. Tínhamos de vestir a mesma camisa por seis meses e, a essa altura, não eram mais do que trapos. Por dias seguidos, ficávamos sem nos lavar, porque a água congelava no encanamento. Mesmo assim, as feridas e arranhados que cobriam nossas mãos, imundas por causa do trabalho e do solo, não infeccionavam.

Ele sorriu e continuou:

— Se alguém me perguntar se há verdade na afirmação que define o ser humano como uma criatura que é capaz de se acostumar com tudo, minha resposta seria: "Sim, um homem pode se acostumar com tudo, mas não me pergunte como."

O iminente psiquiatra disse: "Não me pergunte como." De fato, a atuação do Infinito está muito além de nossa compreensão. Todos os jovens médicos deviam ter tido pneumonia, mas não tiveram. Nenhum daqueles, apesar da falta de alimentação adequada e de condições mínimas de conforto e higiene. O Dr. Frankl concluiu:

— Estávamos todos em um estado mental mais elevado, vivendo em um nível mais alto de consciência.

A Dra. Fleet, de Londres, me contou que durante a guerra praticamente só se alimentou de carboidratos, porque era difícil encontrar o que estava habituada a comer.

— Nossa dieta era contrária a tudo o que a medicina, as pesquisas e as outras ciências dizem. Não completávamos nossa alimentação com vitaminas ou outros suplementos, porque eles simplesmente não estavam disponíveis. Entretanto, nunca fomos tão saudáveis. E acredite: pessoas que sofriam com neurose e psicose realizaram coisas incríveis no período da guerra. Elas se mantinham calmas, cuidavam de doentes e feridos... era emocionante.

Portanto, esses dois médicos comprovaram o que estamos sempre afirmando: não somos vítimas das intempéries, da má alimentação, da carência. Não somos vítimas de nada do que é criado. Muitas e muitas pessoas estão sendo enganadas por uma mentira.

Muitos anos atrás, a revista *Psychic Digest* publicou uma reportagem muito interessante. Na época, havia um programa de televisão de grande sucesso, voltado, principalmente, para o público feminino, e poucas pessoas sabiam que antes de ele entrar no ar sua famosa apresentadora, Virginia Graham, vencera um câncer terminal e se tornara um caso importante na história médica. O médico que cuidara dela explicou sua cura milagrosa com as seguintes palavras: "Virginia purificou sua corrente sanguínea com seus pensamentos." A apresentadora contou que tudo fora um resultado das suas preces fervorosas, pois tinha fé que seria curada e viveria muitos anos. "Eu tenho um espírito de sobrevivência. Nunca me conformei com as ideias de boiar ou afundar. Amo a vida e sempre fui uma lutadora." Este, com certeza, foi um dos motivos que a levaram a ser tão bem-sucedida em sua carreira.

Um psicólogo me contou sobre uma estudante que teve uma clarividência. Em sonho, viu um avião que se dirigia ao pequeno aeroporto situado perto da sua casa pegar fogo, explodir e cair na pista. Procurou ver seus ocupantes, mas tudo havia se reduzido a cinzas. Quando acordou, muito aflita, pediu ajuda a uma amiga e ambas foram ao aeroporto, onde ficaram orando e contemplando a Presença de amor, paz, harmonia, beleza e ação correta em sua mente e em seu coração. Elas mergulharam na Sagrada Onipresença.

Pouco depois, viram um avião sair das nuvens envolto em chamas. Mas, bem diante dos seus olhos, apesar de a aeronave estar pegando fogo e se partindo, ela conseguiu pousar e os dois ocupantes se salvaram sem nenhum ferimento. Posteriormente, um dos homens contou: "Eu ia me atirar do avião, mas alguma coisa me impediu." Segundo ele, de repente experimentou uma sensação de absoluta paz e segurança, que o fez voltar a encostar-se à poltrona, apesar do calor infernal.

Ao longo de milhares de anos, os faquires indianos andaram sobre brasas sob condições controladas diante dos olhares céticos dos cientistas. Clifton Pearce, um conhecido pesquisador, escreveu que em Surrey, na Inglaterra, em 1936, a English Society for Psychic Research fez uma série de experiências com dois faquires que tinham ido diretamente da Índia para esse propósito. Os testes foram elaborados por médicos, físicos, químicos e psicólogos da Universidade de Oxford. Os indianos caminharam sobre brasas sem nenhuma proteção, sem nenhum preparo especial, e repetiram o feito sob as mais variadas condições ao longo de um período de várias semanas. A temperatura do leito de brasas variava entre 400°C e 500°C, e, na base, se mantinha em volta de 1.400°C. Não houve nenhum truque nem alucinação. O fato é que, nos mais elevados níveis de consciência, não há possibilidade de alguém se queimar. Essa é uma verdade absoluta, provada pelos faquires.

Casos similares ocorrem em todo o mundo. Como disse Quimby, há dois séculos, a doença está na mente. Ele também afirmava que era na igreja que as pessoas pegavam infecções. Elas saíam de lá com um sentimento tal de culpa e medo que acabavam ficando doentes. Acreditavam em um Deus punitivo e achavam que mereciam ser castigadas por Ele. Quimby passou boa parte de sua vida ensinando às pessoas com esse tipo de crença que Deus é um Deus de Amor.

Em 600 a.C., Lao Zi disse que quando um sábio entra em uma selva ele não carrega nem punhal nem espada. Não sente medo do javali nem dos dentes dos rinocerontes, porque nele não existe um lugar onde eles possam entrar. Em outras palavras, o sábio construiu uma imunidade ao perigo. Ele está pleno de Deus e recebeu os anticorpos Divinos.

Portanto, a grande mentira é que coisas externas são causativas. Entretanto, você pode fazer com que sejam a causa de muitas coisas. Seus cinco sentidos lhe trazem uma avalanche de sons e sensações, e seus olhos funcionam como se fossem uma câmera fotográfica. Mas é errado julgar pelas aparências, porque, na maioria das vezes, elas nos transmitem ideias negativas.

Quimby afirmava que se você disser a uma pessoa que jamais ouviu a palavra câncer que ela está com a doença, não haverá nenhum efeito. Mas, para alguém que já ouviu falar sobre o progresso devastador do câncer, se você apontar um pequeno e inofensivo caroço em alguma parte do seu corpo e dizer que é um câncer maligno, o medo resultante dessa afirmação poderá de fato desenvolver a doença. Desse modo, não julgue pelas aparências.

Você sabe que quando vê alguma coisa com a mente, vê com os olhos fechados. Você poderá ver sua mãe se fechar os olhos agora. A visão é espiritual, eterna e indestrutível. Todos possuímos a faculdade da clarividência, que nos dá a capacidade de visualizar cenas que ainda irão acontecer. Nossos olhos, contudo, nos enganam. Por exemplo, um graveto inserido em um copo d'água nos parece estar dividido em dois. Quando você se coloca no centro do leito de uma ferrovia, as duas linhas paralelas formadas pelos trilhos parecem se juntar à distância. Figuras brancas parecem ser maiores do que as pretas e assim por diante. Seus olhos o enganam.

Seus olhos frequentemente interpretam mal o verdadeiro estado da existência porque só veem a aparência superficial do fato. Dizemos, por exemplo, que o Sol nasce e se põe, quando na verdade é a Terra que gira em torno dele. Não vemos nada como é na realidade, porque nossos olhos estão ajustados para ver de acordo com nossas crenças. Um pedaço de aço parece sólido, todavia os raios X revelam que ele é poroso, tal como qualquer outra coisa que existe neste universo. Na verdade, tudo é constituído de trilhões e trilhões de universos em miniatura, cada um girando a uma velocidade extraordinária, sem que haja nenhum contato físico entre eles. Imagine que você esteja olhando uma foto de sua mãe com uma lupa. Sua figura será uma sucessão de pontos brancos, pretos e acinzentados, e a imagem de sua mãe desaparece. Ela só existia porque seus olhos estão ajustados para um mundo tridimensional. Você o viu dentro da escala de sua observação habitual. Se olharmos para uma lâmina de barbear afiada com os olhos da ciência, veremos milhões de elétrons girando em movimento perpétuo a uma velocidade de milhares de quilômetros por segundo.

Se você acredita que uma conjunção maléfica de estrelas e planetas determina seu destino, é digno de pena. Deus declarou que tudo o que Ele criou é bom. Não se trata de estrelas, mas de sua crença. Estrelas e planetas são objetos externos e você está fazendo deles uma causa. Nada é bom ou mau em si. É você que faz as coisas serem boas ou más, é você que cria leis boas ou más para si mesmo.

Suponhamos que você tenha um irmão gêmeo idêntico. Ambos, obviamente, nasceram à mesma hora, sob as mesmas estrelas. Seu irmão se enfronhou no estudo da Ciência da Mente e está tendo uma vida boa, cheia de realizações. Você, por outro lado, está sofrendo por causa da sua crença em uma conjugação maléfica de estrelas e planetas no dia do seu nascimento e nada em sua vida dá certo. Isso só está acontecendo por causa da sua crença. Mesmo que conscientemente não esteja pensando nisso, seu subconsciente transforma suas crenças em realidade. Assim, é muito perigoso pensar que existem forças planetárias trabalhando contra você, pensar que coisas externas podem ser uma causa. Quantas pessoas acreditam nisso! Infelizmente, mesmo quando ficam sabendo da verdade, elas ainda se recusam a acreditar. Pior ainda, continuam pensando que Deus as está castigando.

O Princípio de Vida não castiga, só perdoa. Quando você se queima, Ele o perdoa e lhe dá nova pele e novos tecidos. Está sempre procurando curar. O Infinito não pode castigá-lo, porque tem olhos puros demais para assistir à iniquidade. Deus é o eterno agora. Hoje, aqui e agora, é dia da salvação. Você não é vítima de um carma, não é uma vítima do passado, porque está lidando com um ser para o qual não existe nem tempo nem espaço. Nada importa mais do que o momento presente. Modifique o momento e você modificará seu destino; um novo começo é um novo fim. O novo começo ocorre quando você entroniza ideias dignas de Deus em sua mente e passa a conviver com elas.

O futuro é o seu presente pensado de maneira adulta, madura e equilibrada, e dele deriva uma vida de alegria e florescimento. Essa é a boa-nova, o evangelho, a verdade de ser. Ninguém é vítima do passado, e todos podem mudar o modo de pensar agora mesmo.

Você se castiga pelo mau uso da lei. Seus cincos sentidos lhe trazem relatos do mundo exterior que raramente são verdades e, de fato, na maioria das vezes, são destrutivos e prejudiciais. As ideias que você aceita como verdade e carrega de emoções ficam voltando ao seu subconsciente e produzem efeitos em seu corpo e em seus negócios de acordo com a natureza desses pensamentos.

Gary L. era um homem que acreditava em uma mentira. Ele estava perdendo a visão pouco a pouco e o seu oftalmologista, por não conseguir encontrar uma causa física para o seu problema, achou que o problema poderia ser emocional. Posteriormente, descobriu-se que a verdadeira causa do distúrbio visual era o desejo de excluir a esposa de sua vida. Ele havia procurado uma astróloga para que fizesse o seu mapa astral. Ela disse que os astros estavam mal posicionados e só previu coisas ruins. Gary saiu dali extremamente assustado e crente que ficaria cego. A causa da provável cegueira estava dentro dele. Durante as sessões de terapia, ele vivia dizendo: "Não suporto mais ver minha mulher na minha frente. Não aguento mais olhar para essa criatura. Não vejo saída para mim porque tenho dois filhos pequenos e eles precisam dela."

Sua mente subconsciente aceitou esses sentimentos e afirmações como ordens e passou a diminuir sua visão até o ponto em que, um dia qualquer, não poderia ver sua mulher. O que lhe acontecia não tinha nenhuma relação com a posição dos astros no seu mapa astral ou qualquer outra superstição desse tipo. Gary estava concedendo poder a coisas externas. Nós só devemos conceder poder ao Todo-Poderoso que vive dentro de nós, onde reina onipotente, supremo. Nada é capaz de ser opor a Ele, de desafiá-Lo, desviá-Lo ou prejudicá-Lo.

Tive a oportunidade de falar com Gary e pedi que viesse conversar comigo junto da esposa. Expliquei-lhes como é o funcionamento da mente, e ambos concordaram em cooperar para melhorar o relacionamento. Começaram a orar juntos, vendo Deus um no outro. A mulher se propôs a parar de implicar com o marido, e ele passou a falar com ela de maneira mais gentil e carinhosa. Além disso, oravam lado a lado diariamente, de manhã e à noite, lendo salmos e meditações extraídas de textos espiritualizados.

Em pouco mais de um mês a visão de Gary voltou ao normal. A verdadeira causa da sua doença eram as emoções negativas e destrutivas. A presença de uma doença significa falta de paz, falta de conforto interior. A doença está sempre na mente. Nada acontece ao corpo sem antes acontecer na mente.

Andrew L. sofria de colite há muito tempo quando veio me procurar. Já tomara todos os tipos de remédios, fizera tratamentos em estações de águas e agora seguia uma dieta muito rígida, mas, mesmo assim, precisava tomar sedativos para a dor. Ele mentia para si mesmo, acusando a hereditariedade e a alimentação inadequada na sua juventude como as causas de sua doença.

— A colite é uma praga na minha família. Minha avó e minha mãe sofreram muito com ela. Também acho que abusei muito de alimentos pesados e gordurosos quando era mais moço.

Precisamos de alimentos, mas precisamos muito mais de um alimento espiritual. Você pode comer o prato mais saboroso do mundo e levantar da mesa com muita fome — fome de amor, paz ou harmonia. Até pessoas que se empenham em ter uma alimentação balanceada, com muitas vitaminas e sais minerais, continuam adoecendo e morrendo. As emoções negativas e destrutivas podem transformar em veneno a comida que ingerimos. O que precisamos de verdade é do pão do Céu, o pão do amor, da harmonia e da paz. "O pão nosso de cada dia nos dá hoje."

Contei a Andrew que a Dra. Helen Flanders Dunbar, que citei anteriormente, tinha feito um estudo com pacientes afetados pela colite em vários hospitais de Nova York. Os resultados mostraram que a maioria dos homens que sofriam de colite era muito apegada às suas mães e, em toda a vida, jamais haviam se afastado delas por mais de trinta dias. Nenhum desses homens era casado, e o início da colite estava associado a um conflito entre os laços maternos e o desejo de casar e constituir uma família.

Andrew tinha um conflito similar. Sua mãe era muito dominadora, e ele não sabia como contrariá-la. Sentia-se culpado quando não satisfazia os seus desejos, e logo percebi que interpretava o mandamento "Honrai pai e mãe" ao pé da letra.

Eu lhe expliquei que "honrar" era algo bem diferente de obedecer cegamente à sua mãe. Ensinei-o a orar por ela e lhe desejar somente coisas boas, garantindo que isso ia fazê-la entender que estava impedindo o filho que tanto amava de encontrar a verdadeira felicidade.

Meses depois, Andrew veio me ver e contou-me que sua mãe estava modificada e, por isso, o relacionamento entre eles havia melhorado bastante. Nesse período, ele conhecera uma jovem muito agradável e culta e não hesitara em dizer à mãe que pretendia se casar com ela. A mãe aceitou sua decisão e recebeu a futura nora de braços abertos.

A colite ulcerativa de Andrew foi amenizando e algumas semanas depois sumiu de forma milagrosa. Ele estivera se enganando por muitos anos, não se permitindo ver que a origem de sua doença era puramente emocional e devia-se aos glóbulos de veneno do ressentimento ocultos nos meandros de sua alma. É evidente que ele não criou a colite; seu problema foi gerado pelo acúmulo de pensamentos negativos e destrutivos.

O subconsciente atua segundo uma lei. Ele arranja todos os pensamentos em um modelo complexo e esses padrões não somente são a causa das doenças e outros males físicos, como também determinam nossos bons atos e êxitos.

Nós culpamos condições, ambientes e circunstâncias, às vezes até Deus, pelos nossos males, uma falácia que exacerba problemas e, certamente, não colabora em nada para resolvê-los. O fato é que todas as dificuldades são causadas por modelos mentais e crenças alojadas em nosso subconsciente. O que importa é a crença. Se você acredita que em um santuário existem águas milagrosas, o que vai curá-lo não será a água, mas a sua crença. Se mandar analisar a água, verá que sua composição é a mesma que existe em sua casa. O que vale é a crença interior, não o local onde você deposita sua crença. O melhor que você pode fazer em seu benefício é expulsar as ideias prejudiciais de sua mente.

Phyllis K. estava aflita por causa de sua tia Ellen. Ela contou-me que essa senhora era extremamente boa, generosa e muito devota na sua religião. Apesar dessas qualidades, estava sofrendo muito por conta de uma doença cardíaca devastadora. Phyllis me perguntou por que Deus não fazia alguma coisa por ela. Quantas vezes já ouvi esta pergunta! Ela exemplifica bem um dos grandes mal-entendidos que temos sobre Deus.

Nós demonstramos quais são nossas crenças. Se acreditamos numa mentira, o subconsciente vai atuar com base nessa crença. Colhemos tudo o que semeamos em nossa mente. Se nela plantarmos pensamentos de doença, medo, ressentimento e inimizade, é isso que colheremos.

Tanto Phyllis quanto sua tia Ellen estavam completamente enganadas ao acreditar que a doença é independente da mente e, como eu sempre digo, a crença na grande mentira de que as causas dos nossos males estão fora de nós impede a recuperação e a cura. A tia tinha um problema coronariano muito grave e acreditava que ele era incurável porque seu pai e vários membros da sua família haviam morrido por causa desse mal. Agindo dessa forma, não é de admirar que não conseguia uma cura, apesar de suas boas qualidades. A verdade é que não existem doenças incuráveis; há apenas pessoas incuráveis.

Quando a tia entendeu que estava sofrendo por culpa de uma falsa crença, começou a fazer um excelente progresso no seu tratamento. Ellen não está mais sob o feitiço da grande mentira, segundo a qual seu coração é um objeto material com suas próprias leis de funcionamento, independente de seus pensamentos e emoções. Agora, ela acredita que seu corpo está sujeito ao seu modo de pensar, que quando modifica sua mente pode modificar seu corpo. Atualmente, é uma outra pessoa. Consegue orar de maneira regular e sistemática, sabendo que uma Divina Presença flui por todo o seu ser como beleza, inteireza, vitalidade e força; que o amor de Deus habita dentro de sua mente e corpo. Também tomou consciência de que nenhuma doença tem poder além daquele que ela lhe concede no seu pensamento. Algum tempo depois, estava curada.

Se surgir uma atribulação em sua vida, encare-a como se fosse um sinal da natureza para avisá-lo que você está pensando numa direção errada, e, então, corrija essa falha o mais rapidamente possível. Todas as nossas experiências são resultado de nossas crenças e pressuposições, são reproduções exatas dos modelos subconscientes, criados por crenças e condicionamentos.

Muitas crenças e ideias que tínhamos na infância, que julgávamos ter esquecido completamente, estão escondidas nos recessos mais profundos do subconsciente. Tudo o que nos foi imposto ou ensinado desde o dia do nosso nascimento continua vivo na mente profunda e tem o poder de influenciar nossa vida e se manifestar nela.

Jack M. veio me procurar dizendo que estava muito nervoso porque no dia anterior fora o causador de um grave acidente de automóvel que resultara em grandes perdas materiais e ferimentos bastante sérios no outro motorista. Ele escapara ileso por milagre, mas se perguntava o que poderia ter feito para merecer tantos problemas numa época em que enfrentava dificuldades financeiras.

— Eu estava com a sensação de que iria acontecer algo de ruim. Logo que acordei, li o meu horóscopo no jornal e ele dizia que as pessoas do meu signo corriam o risco de sofrer um acidente. Fiquei muito assustado e pensei em não sair de casa ontem, mas tinha um compromisso marcado fora da cidade e precisava ir de automóvel. E se isso acontecer de novo? Acho que não tenho mais confiança para dirigir.

Foi o medo de Jack que causou o acidente. Pensamentos carregados de emoção se transformam em acontecimentos reais pela ação do subconsciente. Este aceitou o medo como um pedido e o manifestou na sua realidade. Mais uma vez, repito: colhemos o que semeamos.

Existe um único poder, que é o Espírito que vive em você. Nós o chamamos de consciência, que é a maneira como você pensa, sente e acredita, e lhe dá permissão mental para agir. Não existe outro poder, outra causa ou substância no universo.

Dei a Jack uma prece para usar regularmente e lhe expliquei que se deixasse essas grandes verdades inundarem sua mente racional, seu subconsciente as aceitaria e reagiria de acordo com elas. Logo ele se sentiria compelido a dirigir com segurança, harmonia e paz, tendo certeza de que nada de mal lhe aconteceria. Esta é a oração que lhe dei, orientando-o a repeti-la muitas vezes até ela se tornar parte dele.

> Este é o automóvel de Deus (seu próprio carro). Ele existe porque foi uma ideia de Deus. Ele me leva de um lugar para outro com liberdade, alegria e amor. A sabedoria de Deus me guia na direção deste veículo e conhece completamente o seu funcionamento. A ordem, a simetria e a beleza divinas governam o mecanismo deste carro. A Presença Sagrada de Deus abençoa este automóvel e todos os seus ocupantes. Eu, o motorista do carro, sou um embaixador de Deus e levo amor e benevolência a todos que encontro em meu caminho. A paz, a verdade e a compreensão de Deus estão sempre comigo. Deus dirige todas as minhas decisões, endireitando, aplainando e iluminando meu caminho. O Espírito do Senhor está sobre este motorista, fazendo de todas as ruas e estradas uma larga avenida para o seu amor eterno.

Lembre-se de que para o seu mundo mudar você tem de mudar sua mente. Para pensar de uma nova maneira, você precisa conseguir novas ideias. Inspire-se nas palavras de Deus e seus pensamentos ficarão voltados para a verdade, a nobreza e a beleza. Não esqueça de que seus pensamentos são criativos e tudo o que você imprime em seu subconsciente, seja bom ou mau, se torna realidade. Portanto, comece a ter um respeito saudável e reverente pelos seus pensamentos, porque existe um motivo para eles serem pensados.

É comum acusarmos outras pessoas pela nossa depressão ou melancolia, dizendo algo como: "Ele está bloqueando meu progresso profissional. Se não fosse por esse sujeito, eu já teria sido promovido." Agindo dessa forma, você está transformando essa pessoa em um deus. Essa é a grande mentira. "Não terás outros deuses além de Mim. Eu, o Senhor teu Deus, sou um Deus ciumento", diz a Bíblia. Nesta afirmação, Deus é ciumento no sentido de que não devemos conceder poder a outro ente ou coisa que não seja Ele. Quem não se convence dessa verdade vive de maneira desequilibrada, instável, como se ficasse continuamente apertando os botões para subir e descer de um elevador, e acaba não sabendo em que de fato acredita. Não se pode pôr qualquer pessoa num pedestal e dizer: "Você é outro deus que devo adorar. E está prejudicando meu progresso."

Que imensa tolice! Existe um Único Deus, a Infinita Presença e o Infinito Poder que está dentro de você. Nada se opõe a Ele, que é Todo-Poderoso, o Ser Eterno.

Diga a si mesmo:

Quero uma boa saúde. O Espírito Infinito abre uma nova porta para mim, onde poderei me expressar no mais alto nível e onde eu conseguirei exercer minhas faculdades da melhor maneira possível, ficar livre das doenças e gozar de uma vitalidade plena.

Assim dizendo, você se conscientiza de que o poder do Altíssimo está lhe dando todo o apoio. Você está se dirigindo diretamente à Fonte.

Pare de acreditar na grande mentira. Pare de poluir a atmosfera com estranhos conceitos, falsas doutrinas e crenças esquisitas. Um número cada vez maior de pessoas fala sobre a poluição do mundo moderno, mas é raro ouvir alguém falar sobre a poluição da mente resultante de ressentimento, hostilidade, raiva, ódio e tantas outras ideias negativas. As crenças e impressões gravadas no seu subconsciente são a causa de todas as experiências e eventos de sua vida. Aprenda, de uma vez por todas, que nenhuma pessoa, situação ou condição tem poder para lhe trazer doença, infelicidade, solidão nem problemas profissionais ou financeiros.

Se alguém o ofender, não fique nervoso ou indignado. Diga apenas: "Você não tem o poder de me irritar. A paz de Deus enche a sua alma." Ou: "Deus me ama e cuida de mim", e continue com seus afazeres.

Não venha me dizer que tal pessoa tem poder para perturbá-lo, porque, se for o caso, você está acreditando na grande mentira. As afirmações e sugestões dos outros não têm o poder de ofendê-lo.

Podemos amaldiçoar ou abençoar, porque esse é o movimento da nossa mente, e não há nenhuma lei nos impedindo de dizer: "Deus me ama e cuida de mim." Com essa verdade, neutralizamos qualquer pensamento de raiva ou rancor.

Milhões e milhões de criaturas vivem sob a grande mentira porque se auto-hipnotizaram com um acúmulo de falsas ideias, crenças, opiniões e preconceitos. Pela lei da mente, seu subconsciente manifesta os modelos acumulados que estão imersos no fundo do seu ser. Nada acontece por acaso. Como disse Emerson, tudo o que acontece chegou empurrado por trás.

Psiquiatras, psicólogos, médicos e terapeutas que têm a capacidade de sondar nossa mente mais profunda demonstraram que não temos consciência desses modelos internos porque não os colocamos lá de propósito. A maioria das pessoas imagina que não possui esses padrões que criam circunstâncias negativas e procuram estabelecer álibis e desculpas de todos os tipos para justificar os acontecimentos de sua vida.

Há duzentos anos, Quimby provou que o corpo se move como é movimentado, que atua da maneira como é ordenado, que não tem vontade, nem inteligência ou autoconsciência, nenhuma atividade em si. O corpo não adoece. O corpo é composto de ondas de energia, de átomos girando a uma tremenda velocidade. Você pode usá-lo para vibrar com a melodia de Deus ou do ódio. Ele não se importa. É um disco emocional, onde você toca suas emoções. Como já disse anteriormente, se uma parte do seu corpo, um braço por exemplo, for amputada, ela não será afetada por algum tipo de doença, apenas começará a se decompor. Costumo reiterar muitas vezes esse exemplo porque ele expressa a pura verdade. Seja qual for a doença, ela só acontece na mente.

A doença é falta de conforto, de postura, de paz. Quantas vezes lemos na Bíblia a afirmação "Vá em paz, tua fé te salvou" nesses mesmos termos ou em palavras similares? Por que "Vá em paz"? Porque a mente dos curados estava em tumulto, porque eles estavam emocionalmente perturbados, esgotados, estressados por ódio, inveja ou qualquer outro sentimento mau. Não havia neles paz de espírito. Se tivessem paz de espírito, não ficariam doentes. É impossível haver uma mente saudável em um corpo doente, porque a mente saudável automaticamente gera um corpo sadio.

A grande mentira atua de muitas formas. Há os que culpam o diabo pelos seus problemas, mas esse ser simplesmente não existe. Sabe como os hebreus chamavam o diabo? *Ayim*. Esta palavra significa "olho", e o olho distorce a verdade. Eles também o chamavam de risada ou caçoada, porque sabiam que não existe tal criatura. Satã, em hebraico, significa escorregar, errar, se desviar da verdade. Sim, o diabo está presente quando você se desvia da verdade, quando usa mal a lei e interpreta erradamente os acontecimentos, como se olhasse para a verdade da sua vida por trás de óculos escuros. O mal-entendido é o único diabo que existe. Você também poderia chamá-lo de ignorância, que foi o termo usado por Buda.

Os antigos místicos hebreus diziam que o diabo é aquele que mente sobre Deus, um caluniador que mente sobre a verdade do Infinito. As forças da natureza não são boas nem más. O bem e o mal dependem do uso que fazemos dos elementos da natureza e das nossas forças internas, e de nossa reação a eles, que pode ser construtiva ou negativa.

A grande mentira é entronizar em sua mente a ideia de que circunstâncias, ocorrências e fenômenos são as causas determinantes de miséria, carência, sofrimento e infortúnio. A verdade é que não há nada que precise de mudança a não ser você mesmo. Você é seu próprio salvador. Acreditar que qualquer pessoa irá salvá-lo é a maior mentira do mundo, pois a Bíblia afirma sem rodeios: "Eu me rejubilo em Deus, meu Salvador." Existe um só Deus. A existência de dois deuses, dois poderes conflitantes, é algo impossível, tanto em termos mentais, espirituais, quanto quaisquer outros.

Um banqueiro veio conversar comigo, dizendo que várias pessoas de sua equipe estavam afastadas do trabalho por causa de uma virose grave. Ele estava com medo de pegar o vírus e queria saber o que poderia fazer para se proteger. Eu lhe expliquei que estava concedendo poder a um microrganismo que nem podia ver e que, agindo dessa forma, sugeria a si próprio que era suscetível à tal virose. Também estava dando ouvidos a afirmações negativas e sugestões de outras pessoas que de maneira alguma tinham poder de criar as coisas que sugeriam.

Eu lhe disse que não há a certeza de contrair uma infecção apenas por ter entrado em contato com seus funcionários, e vice-versa. Expliquei-lhe sobre a força do poder criativo da sua mente e que nenhuma outra pessoa tinha poder sobre ela. Dei-lhe a seguinte prece para ler e repetir com regularidade:

> Eu e meu Pai somos um. Eu agora tenho meu ser em Deus. Deus vive, se movimenta e existe dentro de mim. Deus jamais adoece. O Espírito nunca é ferido ou atacado por microrganismos. O que é verdade para Deus é verdade para mim. Deus não fica doente, portanto eu não tenho como ficar doente. Sou todo saúde. A saúde é minha. A alegria é minha. A paz é minha. Sinto-me forte e sadio.

Não preciso dizer que esse banqueiro não pegou a virose.

Você é o dono da própria mente e tem sempre a maravilhosa oportunidade de afirmar que a paz e o amor de Deus enchem seu coração, sua mente e todo o seu ser. O Poder está sempre em você, não em outras criaturas.

> Não terás outros deuses além de Mim. Eu sou o Senhor. Eu sou Aquele que sou. Minha glória não darás a outros, Meus louvores não darás a outros. Do nascer ao pôr do sol, não há nenhum outro.

Quando você diz "Eu sou" está anunciando a Presença e o Poder de Deus em você, a Única Presença, Poder, Causa e Substância. Pare de conceder poder a pessoas, condições e eventos, pare de olhar para a matéria como se fosse má. O Espírito e a matéria são uma só coisa. A matéria é o nível mais baixo do Espírito e o Espírito é o nível mais alto da matéria. Energia e matéria são uma só. É por isso que pensamentos são coisas. O pensamento é a causa e a manifestação é o efeito.

Gostaria agora de fazer uma maravilhosa prece. A prece muda as circunstâncias, muda a pessoa que ora.

> O Senhor é a minha luz e a minha salvação; a quem temerei? O Senhor é a força da minha vida; de quem me recearei?

Este primeiro versículo do Salmo 27 o livra de todos os medos e lhe dá liberdade pessoal. Ele lhe revela a Fonte de todo o poder e sabedoria, e lhe dá capacidade para rejeitar supostos poderes externos. Tira o fardo dos seus ombros e o guia para o caminho que leva à paz de espírito, à saúde e à felicidade. O Senhor é sua própria consciência, sua própria percepção, seu próprio Princípio de Vida, seu estado de espírito, o modo como pensa, sente, acredita e raciocina por trás de sua crença. Deus está dentro de você e o está guiando agora, neste instante. Sua paz inunda sua alma. O amor de Deus satura o seu ser. "Eu Sou o Deus que te cura. Eu Sou o Senhor teu Deus. Eu virei e te curarei."

Resumo do capítulo

- A grande mentira que nos prejudica é a ideia de atribuir a causa de nossos problemas a algo fora de nós mesmos. Culpamos condições, ambientes, circunstâncias e até Deus. Todavia, todas essas dificuldades são causadas por modelos mentais e crenças que estão embutidas em nossa mente subconsciente.
- Nada é bom ou mau, é o pensamento que o torna tal ou qual. As pessoas criam leis para elas mesmas.
- O Princípio de Vida não pode castigá-lo e sempre o perdoa. Quando você se queima, Ele o perdoa, dando-lhe nova pele e tecido, porque Sua natureza é curar. O Infinito não o pune. Você não tem de se preocupar com o passado. Ele está morto e enterrado. Nada importa senão o momento presente. Modifique este momento e você modifica seu destino. Um novo começo é um novo fim. O novo começo acontece quando

você entroniza ideias dignas de Deus em sua mente e passa a viver por elas.
- A mente subconsciente é uma lei da natureza. Ela arranja todos os pensamentos nela depositados em um modelo complexo. Esses modelos subconscientes constantemente alimentados não só são a causa de todas as doenças, como também a razão de todos os seus sucessos e feitos triunfantes.
- Pare de poluir a atmosfera com noções estranhas, falsas doutrinas e crenças esquisitas. Fala-se muito em poluição, mas ninguém nunca ouviu alguém falar sobre a poluição da mente com ressentimentos, hostilidade, raiva, ódio e tantos outros sentimentos negativos.
- Para que seu mundo se modifique, você tem de modificar sua mente. Para ter uma nova vida, não pode continuar a pensar como fazia antes. Para pensar de uma nova maneira, você tem de procurar ideias novas, criativas e produtivas. Tudo o que você imprime no subconsciente, seja bom ou ruim, se torna realidade. Portanto, comece a ter um respeito saudável, reverente e profundo pelos seus pensamentos.

CAPÍTULO 4
Como usar seu poder de cura

Os leitores da Bíblia sabem que várias doenças, sintomas e condições estão descritos em suas páginas. Muitos são similares às enfermidades que o ser humano sofre atualmente, mas as doenças como descritas hoje têm nomes científicos derivados da terminologia médica e frequentemente recebem uma denominação diferente da usada nos tempos bíblicos.

Em todo o mundo, homens e mulheres de vários credos estão despertando para os extraordinários resultados terapêuticos que se seguem depois da aplicação das leis mentais e espirituais nos campos da medicina, da psiquiatria, da psicologia e de áreas a elas relacionadas. Cada vez mais, as evidências estão se acumulando e inúmeros artigos escritos para boletins científicos destacam o efeito destrutivo de conflitos mentais e emocionais como causas de todo tipo de doença.

Um dos livros pioneiros nessa área foi *Emotions and Bodily Changes*, escrito pela Dra. Helen Flanders Dunbar, uma obra magnífica sobre os distúrbios mentais e emocionais que estão por trás de várias doenças. Esse livro praticamente profetizou o fim do poder dos cinco sentidos e do reino da matéria e o restabelecimento do reino da Inteligência Divina e da Infinita Presença Curadora por trás de tudo o que existe.

Está na Bíblia: "Eu sou o Senhor que te cura. Sou o Senhor teu Deus. Eu virei e te curarei. Eu te devolverei a saúde e curarei tuas feridas, disse o Senhor, que cura todas as suas doenças, que satisfaz tua boca com coisas boas, que restaura tua juventude."

A Bíblia é um manual de psicologia que ensina como podemos vencer todos os problemas, explicando como entramos em complicações e o que devemos fazer para sair das dificuldades. Ela nos ensina a ciência da vida por meio de uma linguagem simbólica e de pequenas histórias fáceis de ser compreendidas.

Para entender corretamente o que os outros falam ou escrevem, precisamos nos sintonizar com a mente dos autores, sabendo que suas ideias, pensamentos, palavras e emoções serão reproduzidos em nossa mente. Ninguém sabe quem realmente escreveu o Antigo Testamento e os Evangelhos, e posso dizer que a Bíblia foi escrita pelos sem-nome. Quando leio ou falo sobre as maravilhosas histórias do Livro Sagrado, eu converso com meu Eu profundo, meu Eu maior, enquanto medito. O que o autor desse relato quis dizer quando escreveu este trecho? Ora, como a mente é uma só — comum a todos os indivíduos —, a mente que o escreveu é a mente que o está lendo. Essa mente também está dentro de você. Fique imóvel, numa posição confortável e em silêncio, sentindo a Inteligência viva que está no seu interior, pronta para lhe revelar o que você precisa saber. Como existe uma única mente, a lembrança de tudo o que já aconteceu neste mundo está registrada na imensurável biblioteca que é o seu subconsciente. Por isso, a qualquer momento é possível você sintonizar com o infinito oceano de conhecimento e sabedoria que se encontra em seu ser.

Quando ocorre um estado de intracomunicação de mente com mente, é possível haver a transmissão para a sua mente de todos os pensamentos, ideias e emoções de uma outra mente com a qual você está sintonizado ou ligado, sem que sejam usados os canais habituais da comunicação sensorial. Existe uma única mente que é comum a todos os seres humanos, e a mesma Presença Curadora à qual Moisés, Elias, Paulo e Jesus recorreram continua à nossa disposição no dia de hoje. "Pois Eu sou o Senhor, que te cura. Não há começo nem fim. Ele jamais nasceu e jamais morrerá. A água não é capaz de molhá-Lo, o fogo não O queima, o vento não O leva para longe."

O que é isso? O Espírito Vivo que o criou e vive no seu interior. Faça uso dessa Presença e desse Poder. Avance para a luz. Vá de glória em glória até a madrugada surgir e as sombras fugirem.

O seguinte trecho da Bíblia cria um alicerce sólido para todo tipo de cura. Ele nos diz por que estamos neste mundo.

> O Espírito do Senhor está sobre mim, porque Ele me ungiu para pregar o Evangelho para os pobres; Ele me enviou para curar os aflitos, para pregar liberdade para os cativos e devolver a visão aos cegos, e soltar os que estão feridos. E Ele fechou o livro, devolveu-o ao ministro e sentou-se. E os olhos de todos que estavam na sinagoga voltaram-se para Ele. E Ele começou a dizer: neste dia, esta Escritura se realizou nos seus ouvidos.

Esta é uma das mais notáveis e extraordinárias afirmações de toda a Bíblia. Ele disse: "Neste dia, esta escritura se realizou nos seus ouvidos." Não amanhã, na próxima semana, no ano que vem, mas agora, neste mesmo instante. Como está escrito nas *Upaniṣadas*, "Deus é o Eterno Agora". Seu bem está neste momento. Afirme que você tem saúde agora, afirme que tem paz agora. Por que esperar? A paz de Deus está inundando sua mente neste mesmo instante. Se chamá-la agora, ela virá. Estará contigo na adversidade. "Fizestes do Altíssimo sua morada (...) porque conheces o meu nome." A Presença Curadora e a paz de Deus estão dentro de você aqui e agora.

Em um de meus cursos sobre Curas Milagrosas, alguém me perguntou se as histórias de cura da Bíblia eram verdadeiras. A resposta é muito simples: sim. O Princípio Curador sempre existiu e sempre existirá, e é aplicável a todas as pessoas, a qualquer hora e em todos os lugares. As curas que Ele realizou não se restringem a um evento perdido na história da humanidade, que ocorreu numa localização geográfica definida e ficou confinado a um único povo. A Presença Curadora é onipresente e está dentro do cachorro, do gato, da árvore, do solo e em todos os lugares do mundo. Portanto, Ela também está dentro de você. Deus o criou a partir de uma célula e conhece perfeitamente seu organismo e seus processos fisiológicos. Ele é o Eterno, o Onisciente, o Renovador, a Presença Curadora e o Poder Curador.

Para entender a Bíblia você tem de vê-la como um grande drama psicológico e espiritual acontecendo na consciência de todos os seres humanos. Quando qualquer pessoa ora cientificamente, consegue resultados. Encare os dramáticos episódios registrados na Bíblia como histórias sobre você mesmo, seus amigos e entes queridos saindo das trevas da ignorância e despertando para a luz interior.

A sabedoria tudo pode fazer. Portanto, Deus é a solução, o Salvador que está dentro de você, porque é a solução de todos os problemas. Ele tudo sabe e tudo vê. Olhe para Deus como se estivesse olhando para você mesmo, sentindo-se como possuidor da fé e da confiança, olhando para os pensamentos, crenças e opiniões de sua mente, que na Bíblia é chamada de sinagoga, rejeitando todas as falsas crenças, teorias e ideias, e anunciando a manifestação do seu ideal ou a realização do seu desejo. Você faz tudo isso no tempo presente. As pessoas que escreveram a Bíblia dizem que não importa o que estiver procurando, isso existe agora. Agora é o dia da salvação, agora é a hora certa.

Por que esperar por uma cura? Por que adiá-la? Por que dizer: "Algum dia, quem sabe, terei paz"? A paz de Deus está dentro de você aqui e agora. Diga com emoção: "O rio da paz de Deus está fluindo através de mim neste mesmo instante, saturando minha mente, meu coração e todo o meu ser." O Poder do Altíssimo está no seu interior. Por que ficar esperando pelo dia, num futuro talvez distante, em que Ele virá em seu auxílio? Ele já está aí. Você receberá força e energia no momento em que recorrer a Ele. O amor está no seu interior neste mesmo instante, e você pode viver a experiência de sentir o amor Divino transbordar no seu coração, irradiando para todas as criaturas. Diga, por exemplo: "O amor de Deus satura minha mente e meu coração, inundando todo o meu ser." E o Deus de Amor responderá. "Chama e Eu te responderei."

A natureza da Divina Presença e do Divino Poder é responder, é atender aos seus clamores. O que você procura no futuro está presente agora, aqui mesmo, agora mesmo. Seu salvador é o conhecimento das leis da mente.

Lemos a seguinte passagem na Bíblia:

> Eles ficaram pasmados com sua doutrina porque falava com autoridade. Encontrava-se na sinagoga um homem possesso de um espírito de demônio impuro, que se pôs a gritar fortemente: Ah! Que queres de nós, Jesus Nazareno? Vieste para arruinar-nos? Sei quem Tu és: o Santo de Deus! Mas Jesus o conjurou severamente: Cala-te, e sai dele! O demônio, então, lançou o homem no chão e saiu dele, sem lhe fazer mal algum. (Lucas 4, 32-35)

Na Antiguidade, acreditava-se que a pessoa insana estivesse possuída por demônios, e disso veio a crença de que todos os psicóticos ou pessoas com distúrbios mentais eram vítimas de espíritos do mal. Na época em que a Bíblia foi escrita, o exorcismo em suas várias formas era a forma de terapia naturalmente aceita como tratamento para os insanos. Essa ideia persiste em nosso tempo. Não é incomum alguém dizer: "Oh, ele faz coisas horríveis, acho que está possuído pelo diabo." Ao longo do tempo, foram tentados vários métodos para expulsar demônios do corpo ou da mente de uma pessoa. Atualmente, psiquiatras, psicólogos e líderes espirituais tentam promover um ajuste da personalidade e uma limpeza da mente para expulsar todos os pensamentos negativos e as falsas crenças.

Eu li o relato de um rapaz que viajava para a Índia em um transatlântico e presenciou uma cena impressionante. Um passageiro sofreu um surto psicótico gravíssimo e foi curado por uma americana que orou por ele em voz alta. Houve uma cura instantânea e duradoura. Curioso, o rapaz perguntou à mulher o que ela havia feito. A resposta foi: "Eu declarei que o amor e a paz de Deus estavam inundando a mente do pobre homem e que Deus estava bem aqui. Afirmei que o amor e a paz divinas percorriam todo o seu corpo e o seu cérebro." A firme convicção da mulher de que a Presença e o Poder de Deus estavam dentro do psicótico naquele mesmo instante despertou a mente abalada do homem, e houve a cura. A fé dessa passageira o curou.

Esta é a história contada a partir de um ponto de vista espiritual. "Vá, segue teu caminho, tua fé te salvou." Demônios, diabos e espíritos maus são os estados negativos da mente porque existe um Único Poder, uma Única Presença, nem dois, nem três, nem mil. Apenas um, o Único que vive no coração de todos os homens. A maior das verdades está na exortação bíblica: "Ouve, Israel, o Senhor teu Deus é o único Senhor!" Por isso, não existe um diabo, ou demônios, nem qualquer outra força capaz de se opor a Deus. Deus é amor e só deseja o bem para os seus filhos. Aquilo que chamamos de diabo são os estados mentais negativos que se estabeleceram no subconsciente, porque o poder criativo da mente humana foi usado de maneira ignorante e destrutiva.

A Bíblia diz que devemos nos recolher à nossa própria sinagoga. "Sinagoga", nesse caso, é nossa mente. Por meio da conscientização espiritual, expulsamos de nosso subconsciente falsas teorias, dogmas, crenças, opiniões e também estados negativos como raiva, rancor, ressentimento, inveja e ciúme, porque estes são os demônios que nos possuem. Obsessões, personalidades múltiplas e todas as outras aberrações mentais são resultado de um modo de pensar negativo e habitual, que se cristaliza como estados mentais definidos, como complexos e fobias, e inúmeros outros glóbulos de veneno ocultos em nosso subconsciente.

Você tem o poder de expulsar demônios afirmando sua unidade com Deus. Depois, em silêncio ou voz alta, com certeza e convicção, fale sobre saúde, harmonia e paz interior. Ore com fé, como fez a mulher no transatlântico, concentrando-se no poder absoluto do amor de Deus, que dissolveu os nódulos formados pelos pensamentos negativos e destrutivos que causavam a psicose do homem. Lembre-se da passagem bíblica onde o suposto demônio grita: "Ah, que temos nós contigo? Vieste para destruir-nos?" e Jesus o repreende, dizendo: "Cala-te e sai dele."

A Bíblia nos avisa para não dialogar com o mal. Isso significa que você, que está iluminado, não deve permitir que pensamentos negativos vindos da mente da massa o convençam a se afastar da crença em um Único Poder Supremo, que é indivisível. O método de cura empregado por Jesus era a palavra de autoridade, pois era com autoridade e poder que ele repreendia os espíritos imundos, que saíam sem reagir.

AUMENTE O PODER DO SEU SUBCONSCIENTE
PARA TER SAÚDE E VITALIDADE

Sua palavra é sua conscientização, seus sentimentos e sua convicção. Em termos psicológicos, ela é a união da sua mente racional com a mente subconsciente, ou seja, você atingiu um nível da concordância ou a completa aceitação mental daquilo que afirma como verdade. No momento em que você aceita a Presença Curadora em seu interior sem reservas, completamente, ocorre a cura na pessoa pela qual está orando. Se deseja ajudar uma pessoa com transtornos mentais, siga os ensinamentos da Bíblia, a saber:

> Entre em sua sinagoga, que é o templo da sua própria mente. Junte seus pensamentos, repita as verdades sobre Deus na presença da assembleia dos seus pensamentos e opiniões e crie uma atmosfera de liberdade e paz para a mente da pessoa enferma. Esteja pleno de fé e confiança dentro do seu reino mental, não conceda poder aos sintomas ou à natureza dos bloqueios mentais. Rejeite completamente os vereditos e diagnósticos feitos pelos outros, confiando apenas na sua sabedoria interior. Saiba que tem a autoridade para dizer a palavra. Tenha certeza de que a Infinita Presença e o Infinito Poder estão falando através de você.

Phineas Quimby, o grande curador norte-americano, sabia que quando pensava no seu paciente estava assumindo o comando sobre a mente e o corpo dessa pessoa. Em seguida contemplava a Divina perfeição nesse indivíduo. Agindo desta forma, Quimby reproduziu muitos dos milagres registrados na Bíblia. A força de sua palavra era sua convicção absoluta de que o verdadeiro para Deus era verdade para seus pacientes. E, com sua palavra, ele os curava.

Existem muitas emoções negativas, ou "espíritos maus", como ódio, rancor, ressentimento, ciúme, inveja, hostilidade e tantos outros. Digamos que uma pessoa esteja possuída por um espírito mau que sente um intenso ódio. Esse "espírito" é seu próprio ódio, profundamente escondido no seu subconsciente, que aflorou ao nível consciente. A lei que governa o subconsciente diz que ele é sensível à sugestão. Na Antiguidade, aceitava-se como verdade que qualquer pessoa poderia ser possuída por um demônio, e muitas delas, talvez por serem mais facilmente sugestionadas, apresentavam-se como vítimas de obsessão diabólica, que nada mais era do que o falso poder dos seus próprios pensamentos de medo. A profissão de exorcista existe há milênios e sempre foi muito lucrativa. No passado, aceitava-se a ideia de que os demônios tinham medo da água benta, do crucifixo e da palavra de Deus, e não é de admirar que ao ouvir a ordem do exorcista, dada a autoridade que ele julgava ter, o "demônio" fugia no mesmo instante, deixando o paciente livre da obsessão. Algumas vezes, o possuído, ao ouvir o nome de Deus, caía com convulsões terríveis, quando, então, eram chamados mais de um exorcista.

Perceba que todo o processo depende da fé. A crença do exorcista no seu poder de cura é que realiza o milagre. Atualmente, muitos médicos e cientistas estão aprofundando os estudos sobre a hipnose e a sugestão. Eles sabem, por exemplo, que uma pessoa hipnotizada pode receber uma sugestão que a fará agir como uma criatura insana quando estiver desperta. Em um dos estudos, o sujeito recebeu a sugestão pós-hipnótica de saltar num pé só todas as vezes que visse um cachorro se aproximando. Foi exatamente o que aconteceu quando, já acordado, começou a andar pela rua. Isso é chamado de compulsão. Se uma pessoa impressionável ouve alguém de autoridade dizer que ela está possuída por um espírito mau ou pelo diabo, sua mente subconsciente, que aceita todas as sugestões e age de acordo com elas, reproduz o comportamento de um possuído tendo como base as informações e o conhecimento sobre o assunto que nela estão impressos.

O subconsciente é capaz de exibir muitos tipos de demônios e muitos graus de possessão diabólica, dependendo da sugestão recebida. Em termos experimentais, qualquer tipo de insanidade pode ser causado por sugestões apropriadas dadas ao paciente colocado em estado hipnótico. Todas as aberrações mentais desaparecem quando a pessoa é novamente hipnotizada e informada de que aquilo foi só uma sugestão. É fácil ver de onde vêm os, assim chamados, "demônios".

O ritual do exorcismo que ainda hoje, neste mundo tecnológico, continua a ser usado em muitas seitas e religiões, nada mais é que uma sugestão dada à mente subjetiva sob a forma de uma ordem extremamente poderosa. O fato de o problema poder ser resolvido com um ritual ou cerimônia indica nitidamente sua origem mental, não tendo nada a ver com entidades externas. Muitas pessoas me escrevem ou vêm me consultar dizendo que ouvem vozes o tempo todo e afirmam que estão possuídas por espíritos maus. Eu lhes digo que eu também ouço vozes e lhes explico que a clariaudiência é uma faculdade da inteligência interior que permite à mente racional, objetiva, entrar em comunicação com o subconsciente por meio de palavras audíveis.

Algumas semanas atrás ouvi nitidamente a resposta a uma pergunta que estava me perturbando. Essas palavras não vieram de uma entidade errante, mas do meu eu subjetivo, que tem ilimitada sabedoria e infinita inteligência. Para ser entendido por nós, esse tipo de resposta tem de chegar obrigatoriamente por meio de um ou mais de nossos cinco sentidos.

É muito grande o número de pessoas que têm clariaudiência. Alguns a atribuem à imaginação, outros a encaram como uma alucinação. Outras, ainda, acreditam que as palavras venham dos espíritos dos mortos. Não é preciso dizer que a lei da sugestão atua também nesses casos e governa o caráter das manifestações clariaudientes. O subconsciente assume o caráter sugerido pela mente racional. Se, por exemplo, uma pessoa acredita que tem um anjo da guarda que conversa com ela ou se comunica com um espírito desencarnado, seu subconsciente atenderá a sugestão e assumirá o caráter de um anjo ou demônio de acordo com o que foi implantado nele.

A nossa mente subjetiva ou subconsciente tem importância e significado imensos, mas pode ser facilmente influenciada tanto com informações positivas quanto com negativas. Não deixe pessoas iníquas serem as responsáveis por sua mente. Esse papel deve ser reservado à sabedoria e ao amor divinos. Permita que a fé em Deus e em tudo o que é bom guie sua mente. O subconsciente possui poderes transcendentes, sem dúvida, mas ele também é suscetível tanto às boas quanto às más sugestões.

Nossos fracassos se devem à ausência de fé em nossas faculdades mentais ou, como gosto de chamá-las, em nossos discípulos. Devemos contemplar dia e noite a Infinita Perfeição que vive em nós, e as trevas se dissolverão. "Ele não permitia que os demônios falassem." Quando você habita no esconderijo do Altíssimo, quando contempla Deus em Sua glória dentro de você, está descansando à sombra do Onipotente e sabe que o amor de Deus o envolve e o permeia endireitando e alegrando seu caminho. O Senhor é o Poder Espiritual. Ele é soberano e supremo. É o Único Poder. Ele ouve seus pensamentos e atende seus clamores e, por isso, é o seu refúgio e fortaleza. O Poder Espiritual inspira, cura, fortalece e restaura sua mente e seu corpo. Ele é o Deus de amor e bondade. Confie Nele completamente e Ele responderá como misericórdia, amor, inspiração e beleza, porque Deus também é a beleza indescritível. Esse Poder Divino o envolve em amor e paz.

A natureza da mente mais profunda é responder à natureza dos seus pensamentos. Quando você focaliza sua atenção na ideia de saúde perfeita, forma-se um tipo de canal, pelo qual flui o poder do Altíssimo, e a cura acontece.

A Bíblia nos conta sobre Jesus entrando na casa de Simão Pedro. "Viu a sogra de Pedro que estava de cama, com febre. Tocou-lhe a mão e a febre a deixou; imediatamente ela levantou-se e começou a servi-los."

Quando a Bíblia fala de Jesus entrando na casa de Simão Pedro, está se referindo ao que você escuta, porque o significado de Simão em hebraico está relacionado ao sentido da audição. A sogra de Pedro representa o estado emocional que resulta do que você esteve ouvindo ou em que prestou atenção. Se, ao ouvir notícias perturbadoras na televisão, por exemplo, você fica deprimido ou assustado, ou exageradamente empolgado, deve se recolher à sua sinagoga (isto é, sua mente) e contemplar o Poder e a Presença (Jesus) saturando todos os átomos do seu corpo e lhe restaurando o equilíbrio. Então, haverá uma onda de paz interior, e tudo ficará bem. Você pode repreender um desequilíbrio, uma febre ou uma doença contemplando a Onipresença de Deus ou a harmonia, a paz, o amor ou a ação correta. Isso é a Ciência Divina em ação. A Ciência Divina nada mais é do que o reconhecimento, a certeza da sua divindade.

Uma outra passagem da Bíblia serve de exemplo: "Nisso, um leproso se aproximou e caiu de joelhos diante dele, dizendo: 'Senhor, se queres, tens o poder de purificar-me.' Jesus estendeu a mão, tocou nele e disse: 'Eu quero, fica purificado.' No mesmo instante, o homem ficou curado da lepra. Então, Jesus lhe disse: 'Olha, não contes nada a ninguém, mas vá mostrar-se ao sacerdote e apresenta a oferenda prescrita por Moisés; isso lhes servirá de testemunho.'"

O "leproso" no texto bíblico significa uma pessoa impura, que é governada pelos cinco sentidos com seus medos, superstições e pensamentos errados e está psicológica e espiritualmente separada de Deus, do Centro Divino, da Fonte de toda a vida.

"Ele estendeu a mão, tocou nele e disse: 'Eu quero, fica purificado.'" Você já deve ter ouvido falar de homens e mulheres que impõem as mãos sobre pessoas, orando por elas, e acontece uma cura. Eu mesmo presenciei curas milagrosas feitas por um inglês que tocava pessoas que sofriam de artrite. Naturalmente, acontecimentos similares vêm acontecendo desde os tempos imemoriais e, muitas vezes, as pessoas que fazem a imposição de mãos são chamadas de curadores naturais, que já nasceram com esse dom. Na verdade, somos todos curadores por natureza, porque a Infinita Presença Curadora de Deus está no interior de todos os seres humanos. Ela é onipresente, é simplesmente a vida de tudo o que existe, e está em nós, nos gatos, nos cachorros, nas árvores, no solo e nos pássaros.

Existem diferentes graus de fé. Há indivíduos que, pela fé, curaram suas úlceras; outros eliminaram males aparentemente incuráveis.

Para a Infinita Presença Curadora, é tão fácil curar um câncer no pâncreas como um joelho arranhado. Nada é grande demais ou pequeno demais, difícil ou fácil demais. A presença de Deus é onipotente, onisciente, é o poder que move o mundo, guia os planetas em suas órbitas e faz a Terra girar em torno do seu eixo.

Quando um "curador" impõe as mãos em você, está pedindo ao seu subconsciente para colaborar com o tratamento. Se estiver disposto a aceitá-lo, você receberá de acordo com sua fé, seu nível de conscientização ou convicção. Esse modelo de tratamento está impresso em todos os seres humanos e todos nós o empregamos consciente ou inconscientemente. Ele sempre aconteceu e sempre acontecerá.

É prudente não sair contando a todos que você teve uma cura espiritual. Muitos dos seus amigos e conhecidos farão comentários maldosos ou céticos que poderão solapar sua fé, criando dúvidas em sua mente, prejudicando os benefícios que você recebeu pelas preces do curador e por sua própria aceitação mental.

"Vá mostrar-se ao sacerdote." O sacerdote, na Bíblia, é aquele que oferece o sacrifício, ou seja, o que desiste do menor em favor do maior. Todos os seres humanos são sacerdotes, porque estamos constantemente servindo de mediadores entre o visível e o invisível por meio do nosso pensamento. Portanto, quando você ora, é o sacerdote oferecendo o sacrifício ao Altíssimo. Seu estado de espírito, sua emoção, atitude ou receptividade é o elo que faz a ligação entre o visível e o invisível. Você se purifica para fazer sua oferenda, perdoando a todos que, em sua opinião, o magoaram ou prejudicaram, desejando-lhes as bênçãos da vida, como paz, amor, alegria e felicidade. Essa atitude é indispensável. Você saberá que realmente perdoou alguém quando conseguir vê-lo em sua mente sem sentir uma pontada de raiva. Em outras palavras, já não "fumega" quando pensa nessa pessoa. E, principalmente, já se perdoou por dar abrigo a esses pensamentos negativos.

Tendo expulsado de sua mente todas as impurezas, imagens negativas e pensamentos destrutivos, você oferece a Deus o seu desejo, que é a sua oferenda, mergulhando na sensação de ser uno com o seu ideal. Deixe-se absorver pela alegria de ter ouvido a boa-nova da prece atendida. Essa atitude consome o seu antigo estado e faz nascer o novo.

Se você deseja uma cura de uma enfermidade física, afaste-se mentalmente dos sintomas da doença e das evidências captadas pelos sentidos. Comece a pensar na Infinita Presença Curadora que habita no seu interior. Agora, os cinco sentidos estão voltados para dentro, focalizados em saúde, harmonia e paz. Toda a sua atenção deve ser colocada em sua saúde e sua paz de espírito. O Poder Criativo Onipotente flui por esse canal e você sente a resposta do Espírito fluindo através do seu ser. A Presença Curadora toca cada átomo do seu corpo, enriquecendo-o espiritualmente. Quando se entra em comunhão com o Divino, é fácil ficar inundado pela presença do Espírito, o que lhe dá uma sensação de extrema satisfação e alegria. Esse despertar espiritual o renova, de modo que cada dia acrescenta um novo motivo de júbilo em sua vida. À medida que você continua a orar de maneira científica, seu ser vai sendo revigorado e recarregado de energia.

Alexis Carrel, vencedor do Prêmio Nobel, no seu livro *O homem, esse desconhecido,* salienta os maravilhosos efeitos produzidos pela oração e cita o caso de uma úlcera cancerosa que se encolheu diante dos seus olhos, tornando-se uma simples cicatriz. Relata ainda ter visto outras lesões serem curadas em poucos segundos e sintomas patológicos desaparecerem em poucas horas. Nesses casos, houve uma extrema ativação dos processos de reconstrução orgânica e a cura de tumores, queimaduras e tantos outros males se deveu unicamente à sintonização com o Poder Curativo que existe em cada um de nós.

Quando você exalta seu pensamento, clamando e afirmando que deseja tudo de bom, sua mente mais profunda, a lei, automaticamente reage aos novos modelos e imagens mentais e produz a cura. A lei da mente não guarda mágoas, pois tem as mesmas características de uma lei da matemática, da física, da eletricidade ou da química.

Quando você aceita o princípio da eletricidade e segue suas leis, pode usá-lo em seu benefício. Um princípio da química, como a união de dois átomos de hidrogênio com um de oxigênio para a produção de água, pode ter sido usado de maneira incorreta por cinquenta anos, por exemplo, mas, no momento em que o cientista segue o procedimento correto, a água é formada. O mesmo acontece com sua mente. Por ser um princípio, tem suas próprias leis e não guarda ressentimentos ou rancores por não ter sido adequadamente usada. Deus é o Eterno Agora, e para a mente não existe nem tempo nem espaço. Por isso, modifique sua maneira de pensar agora e você mudará o seu futuro, porque o futuro é o seu atual modo de pensar tornado realidade.

A Bíblia nos conta a história de um indivíduo com deficiência física que foi carregado para perto de Jesus deitado na sua maca, carregado por quatro homens. "Como não encontraram um modo de introduzi-lo na casa por causa da multidão, subiram para o telhado e afastaram as telhas para descer o paralítico, com a maca, no meio, diante de Jesus. Vendo a fé que tinham, ele disse: 'Homens, seus pecados estão perdoados.' Mais adiante, ele dirigiu-se ao paralítico, dizendo: 'Levanta-te, pega tua maca e vai para casa.'"

Tive a oportunidade de participar da cura de um homem também afligido por paralisia e tremores. De uma hora para outra, suas pernas travavam, impedindo-o de se movimentar. Ele era tomado pelo pânico e ficava imobilizado no lugar, mesmo se estivesse no meio de uma rua movimentada. O procedimento adotado foi o seguinte: como primeira medida, eu tinha de tirá-lo do caminho da Natureza. Eu o fiz se conscientizar de que seu problema era exacerbado pelo constante estado de hostilidade, medo e pânico, que não era obrigado a ter essa paralisia e que poderia ser curado. Ensinei-lhe a dizer: "Vou negar o pior e voltar à rocha da qual saí."

O homem, então, voltou-se para a Divina Presença interior, que o criou e sabia o que fazer para curá-lo. Começou a dizer para si mesmo: "Esta Presença Curadora é Onisciente, Onipresente e Onipotente." Assim falando, alinhou-se com o Infinito e sentiu que a Presença Curativa saturava cada átomo do seu ser e fluía através dele como harmonia, saúde, equilíbrio, inteireza, paz, beleza e ação correta — a perfeição.

À medida que inundava sua mente com essas verdades eternas, ele era recondicionado para a saúde e a harmonia. Modificando sua mente, modificou seu corpo. Ele se curou, recorrendo ao Único Poder Curador. "Eu sou o Senhor que te cura." Naturalmente, esse homem pensava de maneira negativa, abrigando em sua mente rancor, ressentimento ou medo de outras pessoas, acreditando em outros poderes capazes de desafiar o Único Poder, uma atitude que o fazia conviver com o mal, atraindo para si todos os tipos de problemas, enfermidades, calamidades e perdas. Ele vivia em pecado, porque pecamos quando nos desviamos de nossa mais elevada meta na vida, que deve ser sempre paz, harmonia, sabedoria e saúde perfeita. Quando nos entregamos a imagens mórbidas e pensamentos destrutivos, estamos estreitando nosso caminho para a felicidade e perdendo a direção para uma vida plena e feliz.

Deus não julga. Diz a Bíblia: "Todo julgamento é dado ao filho."

O "filho" é sua própria mente. Todos os seres humanos são filhos ou expressões do Infinito. Portanto, sua mente é um filho do Espírito. Tendo isso em mente, você pode pedir, escolher, selecionar e chegar a conclusões. Se cometer um erro em seu julgamento ou sua decisão, vai somente vivenciar a reação automática ou compulsória da sua mente subconsciente. Ela está constantemente perdoando-o, porque, no instante em que você passa a presenteá-la com novas e belas imagens mentais e padrões de pensamento criativos, vai responder tendo estes como modelo. Esse perpétuo perdão é chamado de Amor de Deus ou Misericórdia do Infinito.

No relato bíblico, o indivíduo com deficiência física só pôde ser curado depois de seus pecados terem sido perdoados. Quando o estado mental é modificado pelo contato com o Poder Curador, do qual advém um sentido de unicidade com Ele, a mente não precisa mais ser carregada por quatro homens, que simbolizam as crenças mundanas e as impressões erradas de todos os tipos. A mudança exterior reflete o despertar espiritual. A multidão que impedia a entrada do indivíduo com deficiência física na casa simboliza nossos acusadores mentais, como medo, culpa, remorso, noção de que certos males são incuráveis e sentimentos do tipo. Quando nos conscientizamos da verdade, que Deus ou a lei da vida jamais condena, paramos de nos acusar e nos perdoamos. Então, em vez de ficarmos imóveis, deitados num leito de falsas crenças e medos de todos os tipos, ao travar contato com o Poder do Altíssimo nos levantamos, recuperados, e passamos a olhar de frente, imaginando e visualizando um estado de saúde perfeita.

Se você quiser uma resposta às suas preces, terá de subir ao telhado da casa, terá de galgar a montanha de Deus. Para isso, precisa lembrar-se de que existe um Único Poder Onipotente e depositar sua fé Nele. Nós nos elevamos, ganhamos as alturas, flutuando muito acima dos nossos problemas, com as asas da fé e da imaginação disciplinada.

Fé significa olhar para o Único, aliar-se a Ele, devotar toda a sua lealdade à Infinita Presença e ao Infinito Poder que o criou. Verdade significa seguir em uma única direção, sabendo que o grande médico está dentro de você e que o está curando aqui e agora, pois não existe nada neste universo capaz de se opor ao Eterno ou desafiá-lo.

O medo é a negação do Infinito; não passa de um conglomerado de sombras sinistras, sem realidade e sem nada que possa sustentá-los. Os homens que carregavam o indivíduo com deficiência física afastaram as telhas para o colocarem perto de Jesus. Essas telhas são os pensamentos mundanos que dificultam a cura. Quando se afastam as telhas, podemos ver o céu, o sol, a lua e as estrelas. Se alguém que você ama está doente, abra o telhado de sua mente para deixar entrar a luz da cura. Entregue essa pessoa a Deus e visualize-a imersa na Sagrada Onipresença, vendo-a irradiar saúde e felicidade, e livre do seu mal. Se persistir nessa imagem mental, seu ente querido se levantará do seu leito de dor, miséria e sofrimento, e voltará para casa glorificando o Infinito.

Outra história do Novo Testamento conta como Jesus em um sábado entrou no templo para pregar. Ali estava um homem cuja mão direita era atrofiada.

> Os escribas e fariseus observavam Jesus para ver se Ele faria uma cura no dia de sábado, a fim de terem um motivo para acusá-Lo. Ele, porém, conhecendo-lhes os pensamentos, disse ao homem da mão seca: "Levanta-te e fica aqui no meio!" Ele se levantou e ficou em pé. Passando o olhar sobre todos que o desafiavam, Jesus disse ao homem: "Estende a mão!" O homem assim o fez, e a mão ficou curada.

Elsie H. Salmon, esposa de um missionário da África do Sul, conta em seu livro *He Heals Today* sobre uma criança cuja mão esquerda era deformada. Onde deveria haver três dedos, havia três tocos de pele. Depois do culto e das orações de cura, a mão do garoto começou a crescer e, ao final de uma hora, desabrochou como uma flor de cinco pétalas diante dos olhos da congregação.

Não devemos encarar esse incidente como algo milagroso ou sobrenatural. Precisamos, sim, nos conscientizar de que o Poder Criativo, que forma e molda o corpo, pode, sem dúvida, fazer crescer uma perna, uma das mãos ou um olho. Afinal, de onde vieram todas as partes do nosso organismo? Se você fez um bordado intrincado e uma área se desmanchou ou não ficou completa, poderá consertá-lo, não é mesmo?

Jesus disse "Estende a mão!" Você deve entender essa cena como um drama acontecendo em sua própria consciência, em sua mente. Você é Jesus em ação quando sabe que a realização do seu desejo o salvará de qualquer infortúnio, seja ele qual for. Se está doente, a saúde é seu salvador; se está perdido em uma selva, o Princípio Orientador o salvará; se estiver preso, a liberdade é seu salvador; se está morrendo de sede, a água é seu salvador; se estiver com fome, a comida é seu salvador. Você é o ser espiritual em ação quando a mente consciente ou racional e o subconsciente concordam com a realização do seu desejo ou prece. Quando isso ocorre, sua prece é sempre atendida.

A fé de Elsie H. Salmon no Poder Criativo de Deus para formar uma nova mão no garoto com deficiência física resultou no crescimento de três dedos. Ela tem consciência da realidade pela qual orou e sabe que a natureza da Infinita Inteligência é responder, sendo, portanto, o salvador da criança. Se você está enfermo ou até mesmo em situação grave por causa de um câncer, o Poder

Curativo de Deus pode curá-lo. Mas lembre-se de que a resposta vem de acordo com a sua fé.

Na interpretação correta, esotérica, da Bíblia, deve ficar nítido que as histórias e parábolas são metáforas cuja finalidade é tornar a mensagem mais vívida e poderosa. Por exemplo, não devemos entender a cura do homem com a mão seca pelo sentido literal. A mão é um símbolo de poder, direção e eficácia. Com as mãos você cria, modela e constrói. A mão do Todo-Poderoso significa a Força Criadora de Deus focalizada ou dirigida a algum objetivo. Uma pessoa pode ser comparada ao homem com a mão seca quando sofre de um complexo de inferioridade, quando se sente culpada, inadequada ou derrotada. Ela não age de maneira eficiente e não está expressando as dádivas e os poderes que Deus lhe concedeu.

Estendemos a mão para o Poder Infinito quando entramos em contato com nosso poder oculto e estabelecemos um canal de comunicação com o Divino. A partir daí, começamos a soltar o amor, a luz e a glória do Eterno que habita no mais profundo do coração de todos os seres humanos.

Você fará maravilhas por meio desse Poder Divino que o fortalece.

Resumo do capítulo

- Existe uma única mente, que é comum a todos os seres humanos. A mesma presença curadora que Moisés, Elias, Paulo e Jesus usaram está disponível para nós, neste mesmo instante. "Eu sou o Senhor, que te cura."
- A Presença Curadora está dentro de você. Ela o criou a partir de uma única célula e conhece todos os órgãos, processos e funções do seu organismo. Essa Presença é o Eterno, o Onisciente, Onipotente e Onipresente, o Renovador, o Salvador e o Poder Curativo.

AUMENTE O PODER DO SEU SUBCONSCIENTE PARA TER SAÚDE E VITALIDADE

- Você tem o poder de expulsar demônios, afirmando sua unidade e unicidade com Deus. Em silêncio ou em voz alta, com fé e emoção, diga palavras de saúde, harmonia e paz interior.
- Se você acredita que há um anjo da guarda que o protege, ou que é guiado por um espírito desencarnado, sua mente aceitará esse modelo e, daí em diante, todas as comunicações com seu subconsciente assumirão essa forma. A mente mais profunda pode assumir o caráter de um santo ou de um demônio, de acordo com a sugestão recebida.
- A natureza do subconsciente é responder à natureza do seu pensamento. Quando você focaliza sua atenção na ideia de saúde perfeita, o Poder do Altíssimo fluirá por esse canal criado pela concentração em um ponto de atenção e haverá uma cura.
- Contemple a Presença Interior e o Poder Curador saturando cada átomo do seu ser. Você sentirá que está sendo envolto por uma onda de paz interior, e tudo ficará bem. Nós repreendemos uma febre ou enfermidade contemplando a Onipresença de Deus, ou harmonia, paz, amor e ação correta.
- Se você deseja uma cura física, afaste a mente dos sintomas e evidências transmitidos pelos seus cinco sentidos. Comece a pensar na Infinita Presença Curadora que habita em seu interior. Os cinco sentidos agora se voltam para dentro e ficam focalizados em saúde, harmonia e paz. Toda a sua atenção está na sua saúde e na sua paz de espírito. O Onipotente Poder Curativo flui pelo canal formado pela sua atenção. Essa Presença toca cada átomo do seu ser, e você se enriquece espiritualmente.

CAPÍTULO 5
Nunca perca a fé

Inúmeras pessoas estão doentes, infelizes, insatisfeitas, ineptas e ineficazes porque sua atitude em relação à vida está totalmente errada. Elas não mostram alegria no trabalho e as tarefas que realizam são malfeitas e contraproducentes. Os sonhos, os planos, as ambições, os ideais e os propósitos desses indivíduos estão murchos e congelados em sua mente, porque eles não sabem transformar seus desejos em realidade. O mundo exterior nega a concretização dos seus sonhos. Como não conhecem as leis da mente e não sabem orar cientificamente, têm impressão de que suas maravilhosas ideias morrem no nascedouro, o que resulta em frustração e neurose.

Se você olhar à sua volta no seu local de trabalho, verá muita gente estagnando, como uma fruta morrendo na árvore. A vida é progresso, é crescimento. Não existe limite para nosso desenvolvimento ou criatividade. Destruímos nossa capacidade de atingir metas e realizar dizendo algo como: "Se eu tivesse a inteligência ou o dinheiro de John, ou os contatos de Tom, eu subiria na vida e seria alguém neste mundo. Mas olhem para mim, sou um zé-ninguém. Nasci na contramão, esta que é a verdade. Por isso, tenho de me contentar com meu destino." Que filosofia de vida mais idiota! É assim, porém, que muita gente pensa, se menosprezando e se desmotivando porque não tem noção de que dentro de cada ser humano habita o Espírito Vivo Onipotente. Ele é Onisciente, Onipresente, tudo sabe e tudo vê.

Essa Presença e Poder poderiam revelar às pessoas os muitos talentos escondidos em sua mente mais profunda, porque cada ser humano é único, e, se você não fosse capaz de fazer algo de especial, Deus não o teria colocado neste mundo. Ele precisa de você aí, onde está. Por isso, expulse, aniquile e erradique de sua mente o medo, a dúvida e a má vontade. Confie completamente na Divina Presença. Respire fundo e diga com emoção e humildade: "Tenho fé e confiança no Infinito. Posso fazer qualquer coisa com o Poder de Deus, que me fortalece, orienta, consola e dirige." Depois, observe as maravilhas que você fará.

Estenda a mão para Deus, melhorando em muito o conceito que tem sobre você mesmo. Mire alto. Levante os olhos e tome consciência de que irá sempre para onde está olhando, para o lugar onde focalizou sua atenção, para sua meta mais ambiciosa. Assim, estará estendendo a mão enquanto forma em sua mente um quadro sobre a meta já alcançada. Toque esse quadro com fé na Divina Sabedoria, que o fará se tornar realidade.

Então, você ficará satisfeito por algum tempo, até que o Divino descontentamento comece a impeli-lo para uma meta mais alta e depois para uma mais alta ainda, até o infinito.

O gesto de estender a mão a Deus, quando psicologicamente compreendido, é a mais sadia, mais simples e mais maravilhosa filosofia de vida que alguém pode ter. Então, estenda a mão. Agora.

Lemos no Novo Testamento que um centurião romano, tendo ouvido falar de Jesus, mandou alguns judeus pedirem-Lhe que viesse curar um dos seus escravizados, a quem estimava muito. Jesus foi com eles, mas, quando já estava perto da casa, o centurião mandou um grupo de amigos dizer-Lhe:

Senhor, não Te incomodes, pois não sou digno de que entres em minha casa. Por isso, nem fui pessoalmente ao Teu encontro. Mas dize uma palavra, e meu servo ficará curado. Pois eu, mesmo na posição de subalterno, tenho soldados sob as minhas ordens e, se ordeno a um: "Vai!", ele vai; e a outro: "Vem!", ele vem; e se digo ao meu escravo: "Faze isto!", ele faz. Ao ouvir isso, Jesus ficou admirado. Voltou-se para a multidão que O seguia e disse: "Eu vos digo que nem mesmo em Israel encontrei uma fé tão grande". Aqueles que tinham sido enviados voltaram para a casa do centurião e encontraram o servo em perfeita saúde.

Esta é uma técnica de tratamento a distância descrita de maneira simples e bela. Obviamente, não existe ausência quando se trata da Única Presença, mas você pode estar orando por uma pessoa enferma internada em um hospital distante ou que mora em outro país. Quando estiver fazendo um tratamento mental ou uma terapia da prece, simplesmente corrija para o bem o que ouve ou vê mentalmente, com a certeza de que logo sentirá essa pessoa se libertar e adquirir paz de espírito.

A fé vem naturalmente quando você abandona a interpretação literal da vida e entra em uma interpretação psicológica e espiritual da nossa existência. Temos de imitar os soldados. É essencial que obedeçam sem discutir as ordens dos seus oficiais superiores. Depois de um período de treinamento, os soldados foram disciplinados, o que significa que sua mente e seu corpo estão condicionados para realizar certas ações. Por sua vez, os oficiais recebem autoridade porque aprenderam a comandar. Eles, contudo, em primeiro lugar, tiveram de aprender a obedecer ordens, porque também estão sujeitos à autoridade dos seus superiores.

Quando você ora por outras pessoas, deve ser um bom soldado. Precisa ficar atento e atender uma ordem, porque sua atenção tem de ficar nos valores espirituais ou nas verdades da vida, e você deve visualizar os indivíduos como deveriam ser: saudáveis, felizes, pacíficos e livres. Deve vê-los em suas imagens mentais cheios de vida, vigor e entusiasmo. Aprenda a disciplinar seus pensamentos, emoções, sentimentos e faculdades. Se estiver orando por uma pessoa e seus pensamentos começarem a dispersar, traga-os de volta, ordenando: "Eu mandei vocês se concentrarem na saúde, na harmonia e na paz!"

Quando estiver pedindo por um ente querido enfermo, jamais o visualize deitado numa cama de hospital, sofrendo, porque seria o mesmo que colar a doença nessa pessoa. Além disso, ao pensar em dores, sintomas e tratamentos complicados, está atraindo-os para *você*. Não faça isso nunca! Veja sempre o ser amado em casa, vivendo como sempre fez, executando suas tarefas diárias com satisfação. Com grande alegria, ele está lhe contando que nunca se sentiu tão disposto e que houve um grande milagre de Deus em sua vida.

Esta é a verdadeira oração. Isto é o que chamo de terapia da prece.

Esse tratamento é científico, porque sua afirmação, ou sua prece, tem de concordar com sua visualização; a imagem mental precisa estar de acordo com aquilo que você está afirmando. Se está dizendo uma coisa e em sua mente a pessoa continua doente, fraca e debilitada, está negando o que afirma. A Bíblia chama isso de hipocrisia.

Portanto, jamais visualize seu pai, sua mãe ou seu filho sofrendo no hospital. Eles estão em casa, fazendo o que sempre fizeram. A união entre o pensamento e a emoção resulta em harmonia e paz, e quando o cérebro e o coração se juntam, sua prece é atendida.

Eu sempre digo que pensamentos, ideias, estados de espírito, emoções e atitudes mentais são seus discípulos. Eles podem servi-lo de maneira nobre ou prejudicial, dependendo das ordens recebidas. Se você é um empregador, dá ordens aos seus funcionários para executarem as tarefas inerentes aos seus cargos e espera ser obedecido. Afinal, paga os seus salários para que eles atuem em conformidade com seus processos de produção e comercialização, por exemplo. Da mesma maneira, você dá ordens para os seus pensamentos, porque é o patrão, o dono, não é dominado por eles. Por isso, jamais permita que os bandidos do ódio, do medo, do preconceito, do ciúme, da inveja, da raiva ou da crença em coisas incuráveis tomem a dianteira e façam de você um joguete, uma bola que é chutada de um lado para o outro. Lembre-se de que você está no controle e tem domínio sobre eles.

Quando começar a disciplinar sua mente, não deixe que a dúvida, a ansiedade ou as falsas impressões do mundo o intimidem. Lembre-se de que está condicionando sua mente para dar ordens nítidas aos seus pensamentos, mandando-os dar atenção às suas metas e a seus ideais de vida. Conduza e canalize suas emoções de maneira construtiva, porque você também tem domínio sobre elas. Não é possível visualizar ou imaginar uma emoção — ela é uma consequência. Assim, controlando seus pensamentos e imagens mentais, você assume o controle sobre suas emoções. O fato incontestes é que nenhuma pessoa, lugar ou coisa tem o poder de irritá-lo, perturbá-lo ou magoá-lo, porque não possuem autoridade para isso.

Suponhamos que alguém diga que você é uma "anta". Isso é verdade? Outro o chama de "burro". Isso, por acaso, é verdade? É óbvio que não. As sugestões e afirmações de outra pessoa só podem afetá-lo por meio do seu próprio pensamento. Você tem a capacidade de amaldiçoar ou abençoar. O melhor é dizer: "A paz de Deus satura minha alma. Estou sintonizado com o Infinito. Deus está me guiando." A respeito da pessoa que supostamente o ofendeu, diga: "A paz de Deus está saturando a mente de fulano." Ao agir assim, a paz também estará enchendo sua própria alma. Você é o único responsável pelos movimentos de sua mente, e pode movimentá-la com raiva, ódio ou vingança, ou em paz, harmonia e boa vontade.

Jamais dê aos outros poder para perturbarem-no. Isso seria como colocar alguém num pedestal e fazer dele um deus ou um ídolo. Conscientize-se de que ninguém tem o poder de perturbá-lo, porque o poder está em você. "O Eu sou, o Senhor que te cura, a Única Presença, o Único Poder." Ele é Onipotente e Supremo. Por que, então, se inclinar diante de falsos deuses?

A mente disciplinada está acostumada a tomar um medicamento espiritual, chamado de sintonia com o Infinito. No instante em que se sentir tentado a reagir de maneira negativa, identifique-se imediatamente com sua meta, que é paz, harmonia, sabedoria, ação correta e realização. Ponha seu pensamento em seu ideal e será vitorioso. Você é uma pessoa de autoridade e pode dizer aos seus servos: "Vá embora!", e eles irão; ordenar: "Venham!", e eles virão. Simples, não? Até uma criança é capaz de entender.

Você pode mandar seu poder de imaginação criar um quadro mental negativo, de carência, perda ou infortúnio, ou discipliná"-lo e dirigi-lo para uma focalização no sucesso, na saúde e na prosperidade. Lembre-se mais uma vez de que o que você imagina e sente como verdade se concretiza em sua vida. Deixe sua imaginação ser o que precisa ser: a oficina de Deus.

Vou dar um exemplo de mau uso da imaginação. Uma mãe, cujo filho está demorando a chegar em casa, começa a imaginar que ele sofreu algum tipo de desastre. Nos seus quadros mentais distorcidos, negativos, ela o vê num leito de hospital ou preso nas ferragens de um automóvel acidentado. A atitude correta seria enviar ao filho uma mensagem de paz e uma ordem de equilíbrio emocional para si mesma. Essa criatura precisa aprender a orar cientificamente e comandar os seus soldados ou discípulos; mas, mesmo tendo ascendência sobre eles, você também é um oficial que cumpre ordens — as ordens da Presença e do Poder que habitam em seu interior.

A esta altura você entregou seu ego e orgulho intelectual pelos próprios pensamentos, perspectivas e pontos de vista à Sabedoria Divina que habita em seu interior. Agora, está sob as ordens do seu superior para gerar harmonia, saúde, paz, alegria e beleza, e fazer sua luz brilhar de modo a despertar a atenção das pessoas que o cercam para o progresso que você está obtendo pela glorificação do Pai Eterno. Sim, identifique-se com a Divina Presença, tendo fé e total confiança na onipotência, na onisciência e no ilimitado amor do Infinito, que deseja se expressar por seu intermédio. Saiba e sinta que é um canal para a manifestação de todos os atributos, qualidades e potências de Deus, e que Ele flui pelo seu ser como equilíbrio, paz, serenidade e abundância.

À medida que você estabelecer o hábito de orar dessa maneira, afirmando e repetindo as verdades divinas, sentirá que está sendo compelido a trazer o que é bom e belo para a sua vida. Você se colocou sob as ordens do Altíssimo, da Presença de Deus, do Espírito Vivo que habita em seu interior. Agora, é uma pessoa dirigida por Deus, ungida por Ele para mostrar ao mundo que vale a pena servir fielmente o Pai Eterno.

Comece, agora, a estender a mão, sabendo que não existem limites para suas possibilidades. Creia e sinta que a Divina Presença é seu chefe e parceiro silencioso, que o guia, aconselha e dirige. Sua vida será maravilhosa, mais útil e construtiva do que jamais foi. Comece a se conhecer, experimente o poder da verdadeira prece. A prece também pode ser a contemplação das verdades de Deus. Quando você diz: "Deus me ama e cuida de mim" ou "Deus está me guiando agora", está fazendo uma prece.

"Ele me invocará e Eu responderei. Na angústia, estarei com ele (...). Porque a Mim se apegou e Eu o livrarei, Eu o protegerei, pois conhece o Meu nome." O termo "nome" na Bíblia significa a natureza do Poder, e sua natureza é atender quando chamado. Alinhe-se com a Divina Sabedoria e você terá uma vida muito melhor do que jamais sonhou.

"Levanta-te, toma tua maca e vai para tua casa." A maca é seu novo estado de espírito. Curado da paralisia mental, você caminha pela terra livre, alegre e feliz, sabendo que por meio do Poder do Altíssimo poderá realizar grandes feitos.

> Ao se aproximar da cidade, coincidiu que levavam a enterrar um morto, filho único de mãe viúva; e grande multidão estava com ela. O Senhor, ao vê-la, ficou comovido e disse-lhe: "Não chores!" Depois, aproximando-se, tocou o esquife, e os que o carregavam pararam. Disse Ele, então: "Jovem, eu te ordeno, levanta-te!" E o morto sentou-se e começou a falar.

Esta história do Novo Testamento descreve mais um drama psicológico e espiritual acontecendo na consciência humana. O jovem morto é o desejo que você não conseguiu realizar. Pode ter sido o desejo de se tornar um cantor profissional, porque sabe que tem o dom da música e da voz, mas não encontrou meios de expressá-los. Então, lamentou: "Acho que sonhei em vão. Não conheço as pessoas certas, não sei como me apresentar a um empresário" e assim por diante. Por isso, o desejo começa a morrer dentro do seu coração. Talvez até já tenha morrido.

Porém, se você agora mesmo começar a afirmar que já é o que sempre desejou ser e que, por meio do poder do Onipotente, logo estará cantando hinos de triunfo, estará ressuscitando o desejo morto em seu interior.

Suponhamos que você tenha uma doença grave e persistente, que pode simbolizar a morte da saúde. Então, você precisa se dar conta disso: "'Eu sou o Senhor teu Deus; eu virei e o curarei. Virei e restaurarei sua saúde e curarei tuas feridas', disse o Senhor." Então, sinta o milagroso poder de Deus fluir pelo seu organismo, curando, revigorando e restaurando todo o seu ser para se adequar ao modelo que Deus tinha quando o criou, um modelo com harmonia, saúde e paz.

"Tudo o que pedirdes com fé vós recebereis", diz a Bíblia, no Novo Testamento. Acreditar em alguma coisa é aceitá-la como verdade. A viúva, mãe do jovem morto, também perdeu o marido, o que significa que, quando não estamos mental e emocionalmente casados com Deus e suas verdades, perdemos a paz, a alegria, a saúde, a felicidade e a inspiração.

As ideias de Deus devem controlar sua mente; as verdades eternas têm de ser dominantes na sua mente racional. Entronizando os pensamentos dignos de Deus em sua mente, você começa a sentir uma doce emoção e seu coração se transforma em um cálice para receber o amor de Deus, gerando maravilhas em sua vida.

O filho da viúva, o desejo que ela guarda em sua mente, não permanecerá morto porque ela se volta para a Divina Presença, sabendo, no fundo do seu coração, que o Espírito Vivo atenderá a sua súplica silenciosa. Entregando-se a um clima de total aceitação, seu triunfo é o Senhor ordenando ao morto: "Levanta-te!"

Uma amiga me contou que ficou paralisada quando uma máquina pesada caiu sobre ela. Foi com enorme esforço que conseguiu voltar a andar e falar, mas como tinha absoluta fé na existência de um Poder Maior, continuou clamando, orando e confiando durante todo o tratamento, abençoando seus médicos, terapeutas e outros profissionais da saúde que a ajudaram. Como essa mulher é ministra evangélica, e na época já tinha trinta anos de ordenação, criava um quadro mental vendo-se de volta às suas atividades pastorais, dizendo: "Deus me deu uma voz porque eu preciso dela para instruir e aconselhar pessoas, e, por isso, vou falar e andar de novo para cumprir a minha missão."

O desejo ressuscitado é a manifestação externa da prece atendida. "O morto sentou-se e começou a falar" significa que quando recebemos a resposta à nossa súplica, passamos a falar um novo idioma, a linguagem da alma, que é uma sensação diferente, uma vibração, uma percepção renovada. Depois da cura, você se sente mais vivo, mais cheio de entusiasmo e gratidão, e quer contar a todos que recebeu uma graça de Deus.

A pessoa recuperada de uma doença grave passa a falar numa língua desconhecida para os que a cercaram durante o seu sofrimento, porque agora transmite júbilo e energia, algo muito diferente dos gemidos e lamentações de antes. Nossos sonhos e desejos perdidos ou mortos ressuscitam e começam a falar quando damos testemunho sobre nossas novas crenças e ideais.

Não devemos permitir jamais que a esperança, a alegria, a paz, o amor e a fé em Deus morram em nosso coração. Devemos, sim, matar por inanição ou negligência o medo, a ignorância, a superstição, o ciúme, a inveja, o ódio e tantos outros sentimentos negativos. Quando o medo morre, sobra lugar para a fé. Quando o ódio morre, passa a existir espaço para o amor. Quando a ignorância morre, só há lugar para a sabedoria. Lembre-se de que a ignorância é o único pecado que existe no mundo e que todo o sofrimento é a consequência.

> Num daqueles dias, Jesus entrou no barco com Seus discípulos e lhes disse: "Vamos para a outra margem do lago!" E eles partiram. Enquanto navegavam, Jesus dormiu. Abateu-se, então, uma ventania tão grande sobre o lago que o barco ia se enchendo de água e eles corriam perigo. Então, dirigiram-se para Jesus e O acordaram dizendo: "Mestre! Mestre! Estamos perecendo!" Ele acordou e deu ordens ao vento e à fúria das águas. E a tempestade parou e veio a calmaria.

Neste trecho da Bíblia, somos ensinados a controlar nossas emoções e curar uma alma turbulenta. Esta história não é apenas um relato sobre homens em um barco, mas diz respeito a todos nós. Afinal, podemos dizer que somos um navio, porque em algum lugar de nossa mente estamos sempre navegando entre a margem onde está o problema e a margem onde se encontra a solução. Psicologicamente, não paramos de viajar entre crenças e ideias, positivas ou negativas. A jornada começa na mente e o corpo segue atrás dela, pois não consegue fazer alguma coisa ou ir a algum lugar sem que a mente concorde e mostre o caminho. A consciência humana vive em perpétuo movimento e a mente está sempre ativa, mesmo quando dormimos, porque, de fato, nada dorme neste mundo. Nossos discípulos são nossas atitudes mentais e faculdades que vão conosco para todos os lugares. Precisamos ensinar esses discípulos a confiar no Poder Maior mesmo nos momentos de maior turbulência.

Para entender a ciência da vida, como ensinada na Bíblia, você tem de encarar Jesus, os discípulos, o barco, o vento e as ondas como personificações de verdades, faculdades, estados de espírito e pensamentos da humanidade. A Bíblia conta como você se mete em encrencas e o que precisa fazer para sair delas. Todos os personagens são estados de espírito no seu interior. Seu "Jesus" é a percepção do Poder Divino que habita no fundo do seu ser, lhe permitindo realizar, alcançar e cumprir seus objetivos. Seu conhecimento sobre as leis da mente e o uso que faz das leis mentais e espirituais é o seu Salvador, que lhe traz as soluções.

Não permita que Jesus durma no barco. Jesus, cujo nome significa "Deus conosco", ou seja, "Deus é o seu Salvador" ou "Deus é a solução, seu eu maior", dormindo no barco significa que você não pode navegar ao sabor dos ventos, opiniões e temores humanos. O lago é sua mente. Quando está tranquila, a sabedoria e as ideias divinas sobem facilmente à superfície. As ondas são as sensações de melancolia, ódio, hostilidade e toda a negatividade que vem da mente das massas. A ventania representa o medo, o terror e a agonia que, às vezes, nos envolvem, fazendo-nos vacilar e hesitar, deixando-nos trêmulos de ansiedade ou preocupação.

O que você deve fazer quando o medo e a limitação tomarem conta de sua mente? Lembre-se de que quando você está olhando para o seu desejo, está olhando para o seu salvador, a solução em sua mente. Suponhamos que você trabalhe para uma entidade governamental e tenha atingido o ápice da carreira nesse emprego, o que o leva a dizer: "Oh, não tenho jeito de ganhar mais, tenho de me conformar. Só sairei daqui aposentado." Nesse momento, as águas turbulentas da confusão e da dúvida o estão engolfando. Não se deixe submergir nessas emoções negativas. Uma escala de salários elaborada por um grupo de burocratas governamentais não pode limitá-lo. Acorde o seu salvador, desperte o dom de Deus que está no fundo do seu ser.

Deus habita em você, anda e conversa dentro de você. Ele é o Salvador, a solução para todos os problemas. Por isso, você é seu próprio salvador, porque a Suprema Inteligência e a Infinita Sabedoria estão em seu interior. Os modernos físicos, astrofísicos e cientistas da computação sabem disso e, quando não obtêm uma resposta, dizem: "Não perguntamos da maneira correta." Eles sabem que a resposta já existe antes de perguntarem.

Acima de tudo, tome consciência de que seu desejo, plano, ideal ou propósito é uma realidade da mente, embora invisível. Depois, perceba que ao se unir mentalmente com seu desejo você pode, sem dúvida nenhuma, pairar acima das ondas espumantes do medo e da hesitação. Isso seria "andar sobre as águas". Sua fé é a sensação e a percepção de que o desejo que está querendo ver concretizado já é uma realidade da mente sob a forma de uma ideia ou impulso. Suponhamos que você esteja pensando em uma invenção e trabalhando para construí-la. Ela existe em sua mente, tem forma, formato e substância em outra dimensão e poderia ser vista por um sensitivo ou médium apesar de ainda não ter sido colocada no papel. Isso não é ser real?

É por isso que você pode acreditar que o seu desejo já está concretizado em sua mente. Acredite na realidade da ideia, é muito simples. Se estou escrevendo um livro, ele já está em minha mente, os personagens já estão em minha mente e a história que pretendo contar já está em minha mente.

Confie no quadro mental, porque ele é real. Ao contemplar essa realidade você consegue caminhar sobre águas turbulentas e acalmar as ondas de medo. O medo diminui porque, agora, você sabe que, quando focaliza sua atenção em um ideal, o Poder Criador do Infinito flui para o ponto focal de sua atenção. Essa atitude é o que a linguagem bíblica chama de "tocar a franja do manto".

Você, agora, está acalmando as ondas, pois já conseguiu disciplinar sua mente. Pensou sobre o assunto, raciocinou e sabe que a ideia é sempre real. O pensamento é a substância das coisas esperadas, a prova de coisas não vistas. Não vemos uma ideia, uma invenção, um livro ou uma peça de teatro objetivamente, no presente, porque ela primeiro tem de existir na mente, pois tudo o que há no universo tem de vir do invisível. Precisamos acreditar na possibilidade da execução de uma ideia. Isso é fé.

Mantenha seus olhos fixos em sua meta, seu objetivo. Saiba, no fundo do coração, que existe um Poder Infinito que o apoia em todas as suas ações e que Ele jamais o esquece ou abandona. A mente subjetiva ou subconsciente reage aos seus sentimentos e pensamentos construtivos e lhe dá sustento, força e poder. Olhar para as ondas de medo, as falsas crenças ou o erro é afundar. Olhe para cima, olhe em frente! Contemple sua visão, porque você vai para onde vai sua visão. Volte seu olhar para o monte espiritual de onde virá auxílio. Quando seus olhos estão fixos em Deus, não há maldade ou tropeços no caminho.

Ter uma mente ordenada, fé e confiança lhe permite caminhar sobre as águas turbulentas da vida na direção de verdes pastagens e águas tranquilas. Sim, você pode dar ordens às ondas e aos ventos, e eles obedecerão porque você tem conhecimento e percepção espirituais.

Estudemos outra passagem da Bíblia para ver como ela se relaciona com nossa vida nos tempos atuais.

Eles aportaram na região dos gerasenos, que fica em frente da Galileia. Enquanto Jesus desembarcava em terra, um homem da cidade que tinha vários demônios veio ao Seu encontro. Havia muito tempo que ele não vestia roupa, nem morava em casa, mas nos túmulos. Ao ver Jesus, prostrou-se diante Dele, gritando em alta voz: "Que queres de mim, Jesus, Filho do Deus Altíssimo? Eu Te peço, não me atormentes." Pois Jesus estava ordenando ao espírito impuro que saísse daquele homem. Muitas vezes, o espírito o tinha dominado. Para protegê-lo, amarravam-no com correntes e grilhões. Ele, porém, arrebentava as correntes e o demônio o levava para lugares desertos. Jesus, então, lhe perguntou: "Qual é o teu nome?" Ele respondeu: "Legião!", porque muitos demônios tinham entrado nele. Eles pediam a Jesus que não os mandasse para o abismo.
Estava ali, no morro, uma grande vara de porcos pastando. Pediram, então, que os deixasse entrar nos porcos, e Jesus permitiu. Saindo do homem, os demônios entraram nos porcos. E a vara precipitou-se no mar e se afogou. Vendo isso, os homens que cuidavam dos porcos fugiram e espalharam a notícia pela cidade e pelas aldeias. Então, as pessoas foram ver o que tinha acontecido. Chegaram perto de Jesus e encontraram, sentado, o homem de quem tinham saído os demônios. Ele estava aos pés de Jesus, vestido e no seu perfeito juízo.

A leitura deste relato nos faz pensar em uma psicose maníaco-depressiva, uma forma de distúrbio mental caracterizada pela agressividade destruidora.

A história, naturalmente, é uma metáfora. Os túmulos são o registro dos falecidos, o que significa que o homem está vivendo no passado morto, acalentando velhos rancores, mágoas ou ressentimentos até se tornarem uma obsessão em sua mente. O louco é a pessoa que deu permissão para que os bandidos do remorso, do ódio, da vingança, da autopiedade, da hostilidade ou da vingança assumissem a responsabilidade por seu raciocínio e sua capacidade de discernimento. Eles são mesmo bandidos ou malfeitores, são os diabos que nos perseguem. Não devemos jamais abdicar do nosso direito e deixar emoções negativas e destrutivas nos controlarem.

A emoção segue o pensamento e, ao darmos uma nova direção para nossos pensamentos, estamos controlando nossa vida emocional. É impossível visualizar uma emoção, temos de construir uma cena ou um evento em nossa mente e revivê-lo, e assim gerar a emoção.

Conheci um homem em Nova York que ficava tomado pelo medo quando entrava em um bar, pois acreditava que uma entidade maléfica o espreitava das sombras, esperando o momento para possuí-lo. Alguém, possivelmente membro de alguma religião ou seita, havia lhe dado um tipo de sugestão hipnótica para que ele não bebesse demais, e o pobre homem acreditava piamente nessa tolice. Como não sabia que somos nós que criamos nossos próprios demônios, permitia que essa crença governasse sua mente, causando-lhe inúmeros problemas.

Como seu subconsciente estava dominado por essa sugestão falsa, mas extremamente poderosa, ele foi perdendo o controle sobre o raciocínio e abdicando do poder de eliminar a crença mentirosa. Os efeitos desse problema não tardaram a surgir. Ele começou a ouvir o que supunha ser vozes de espíritos, sem saber que conversava consigo mesmo. Seu subconsciente estava apenas agindo de acordo com suas ordens, baseadas em uma crença duradoura em espíritos e anjos do mal, e ele possui a capacidade de assumir uma dúzia de personagens diferentes, cujo nome coletivo bem poderia ser "legião".

O homem, finalmente, resolveu conversar com um clérigo da religião que professava quando era jovem, que usou o ritual da Igreja para expulsar os "espíritos" que o atormentavam. O procedimento do exorcista, obviamente, foi uma série de bênçãos e evocações em nome de Jesus Cristo, da Virgem Maria, de São José, outros santos, apóstolos etc. As orações cerimoniais do exorcista instilaram grande fé e confiança na mente subjetiva do homem. Ele abrigava no fundo da alma a crença no poder da Igreja e do sacerdote para expulsar os "demônios", o que o fez ficar muito receptivo ao ritual. O exorcista, por sua vez, acreditava firmemente no ritual, na cerimônia, na água benta e nas suas orações. A fé de ambos resultou em uma cura maravilhosa.

O componente de valor incalculável envolvido no processo foi a fé, a fé cega que resultou em uma mudança fundamental na atitude mental do paciente, o que, por sua vez, gerou a cura.

Falei em fé cega ou crença cega, o que, com certeza, é muito melhor do que nenhuma fé. As relíquias de santos, certas águas, os encantamentos do xamã ou curandeiro podem afetar a mente mais profunda e causar uma transformação psicológica que induz à fé e à receptividade. Os Kahunas, sacerdotes nativos do arquipélago do Havaí, há centenas de anos vêm usando orações de perdão para curar doenças físicas e mentais, que são acompanhadas de certos rituais, para eliminar a culpa que o paciente abriga no seu subconsciente, por eles chamado de "eu inferior" ou "eu básico".

A cura divina, ou espiritual, está relacionada com o funcionamento harmonioso da nossa mente. Ela contém áreas conscientes e inconscientes, todos os nossos desejos, características, tendências e impulsos com os quais nascemos. Por meio do processo do pensamento, da educação e da vivência, adquirimos muitos outros hábitos e atitudes de todos os tipos.

Quando começamos a pensar de maneira inteligente rejeitamos todas as opiniões e pensamentos negativos. Quando fracassamos em realizar um desejo ou ideal, somos tomados por frustração, mágoa e medo, sentimentos que causam impressões duradouras no subconsciente. Estas procuram se expressar e precisam de uma válvula de escape. Acabam se manifestando como conflitos interiores que, se não são resolvidos, geram desorganização mental e doenças psicológicas.

Nosso eu subjetivo está sempre procurando restabelecer o equilíbrio interior, mas quando nossos medos, tensões e conflitos se tornam insuportáveis, a natureza ou o Divino em nós, nos faz perder a consciência dos problemas. Isso é o que chamamos de insanidade. A mente se desliga das tensões e do estresse que causaram o problema e, como o indivíduo não consegue mais escolher entre o bem e o mal, ocorre o desequilíbrio. É inútil tentar sanar esse tipo de mal sem o auxílio da sabedoria e do poder divinos.

Se você está cheio de ódio e preconceito, está vivendo entre os túmulos que, como eu disse anteriormente, são os registros dos mortos. Quantas pessoas insistem em manter o pensamento no passado, naquela velha causa judicial, no modo como foram tratados por pais ou outros indivíduos, nos acidentes automobilísticos que sofreram, nos apelidos que tinham na escola — coisas acontecidas há trinta ou quarenta anos. Elas não sabem que estão reforçando essas mágoas, porque aquilo que pensam e imaginam é criado em sua mente. Esqueça o que se passou, volte-se para o futuro e acelere sua corrida na direção da marca final, onde você ganhará o prêmio da saúde, da felicidade e da paz de espírito. O passado está morto.

Quem se permite habitar no passado está vivendo entre os túmulos como o louco da parábola, cortando-se com espinhos e pedras, cheio de feridas que infeccionam e reinfeccionam continuamente. Quando você fala sobre os fracassos do passado, está pensando em perdas e atraindo novos fracassos. Entretanto, quando esses estados negativos são expostos, quando preconceitos, raiva, ódio e inveja são olhados à luz da razão, eles se dissipam, porque não resistem a um escrutínio mais atento. As trevas não resistem à luz, e a luz é uma metáfora para inteligência e sabedoria. Quando acalentamos mágoas, remorso, preconceito e sede de vingança em nosso coração, essas ideias negativas afundam na área inconsciente da mente e nela permanecem como uma pequena fogueira que mais cedo ou mais tarde irá arder em chamas.

Quando reconhecemos a existência dessa fogueira e lidamos com ela de maneira inteligente, nós nos libertamos e passamos a levar uma vida normal. Seria muito bom para qualquer um de nós dar uma boa olhada em si mesmo para ver se os defeitos, tão duramente criticados nos outros, não estão dentro de nós. Quando termina a história da cura do louco, ele está sentado aos pés do Mestre, e isso simboliza nossa compreensão do funcionamento da mente e das leis que a regem.

Quando me pedem para orar por pessoas que sofrem de psicose, sei que é inútil esperar que elas cooperem com a terapia da prece, porque lhes falta a capacidade de raciocinar e discernir. São os fantasmas que caminham pelas galerias escuras de sua mente que a governam. Se você se deparar com um caso desse tipo, precisa primeiro se convencer de que o paciente tem o direito inato a liberdade, paz, harmonia e compreensão. Não o visualize imobilizado sobre uma cama ou preso a uma poltrona; crie um quadro mental onde ele está em perfeita saúde, tendo voltado ao que era antes e ao que será de novo. Ore de duas a três vezes por dia da seguinte maneira:

> Eu agora decreto para [nome da pessoa] que a inteligência, a sabedoria e a paz de Deus estão se manifestando nele e que ele está livre, radiante e feliz. A alegria do Senhor é sua força. [Nome da pessoa] está iluminado pelo Altíssimo. A mente de Deus é a única que é real e eterna. Essa é a mente que está em [nome da pessoa] e que o orienta a ficar equilibrado, sereno, calmo e relaxado. [Nome da pessoa] está repleto de fé na Infinita Presença e no Infinito Poder, e em tudo que é bom. Sim, é isso que eu declaro, e agindo de acordo com meu pensamento visualizo essa pessoa em perfeita saúde física e mental. Obrigado, Pai.

Repetindo estas verdades para você mesmo, tendo certeza de que no universo existe uma única mente e habituando-se a criar imagens positivas, pouco a pouco você desenvolverá uma convicção dominante, e os que estão recebendo suas preces serão plenamente curados. No caso que vimos acima, toda cura tem de acontecer na mente do terapeuta, praticante, ministro, sacerdote etc. Em nenhum momento ele deve conceder poder a sintomas ou prognósticos da doença e terá de se apoiar exclusivamente no Princípio da Vida em ação, que sempre responde à sua fé e confiança, porque está escrito: "Eu sou o Senhor que te cura. Sou o Senhor teu Deus. Eu virei e te curarei. Restaurarei tua saúde e curarei tuas feridas."

Quando você ora por outra pessoa, deixa o campo do tempo e espaço, das aparências e circunstâncias. Abandona o veredito do mundo e julga com correção e virtude, o que significa que chegou à conclusão de que a pessoa interior, espiritual, a Divina Presença, não pode adoecer e jamais perde a razão. O Onipotente Espírito Vivo é sempre sabedoria, paz absoluta, harmonia, inteligência e amor incondicional ilimitados. O eu mais profundo tem todas estas qualidades e atributos, e o terapeuta ou conselheiro, ao meditar sobre a Vida Eterna, mente perfeita e paz absoluta em favor de pessoas afetadas por doenças mentais, está dissipando e dissolvendo a névoa de ideias fixas e pensamentos errados que os separam do rio formado pelo amor e pela paz de Deus. Ele precisa ter plena fé de que existe o Poder Maior, que é invisível e intangível, e, persistindo em suas preces e visualizações, verá as camadas negativas que encobrem a mente doente se soltarem até revelar a obra-prima de Deus em sua glória prístina.

Na história do Novo Testamento que citei anteriormente, lemos como Jesus expulsou os demônios que atormentavam o louco e os fez entrar em porcos que saltaram para dentro do mar, onde morreram afogados. É o que acontece, em termos psicológicos, ao mergulharmos nas águas da vida na Sagrada Onipresença, onde a confusão mental e os pensamentos negativos, que são os "demônios", morrem afogados por causa da falta de crença em sua existência. Lembre-se de que o passado morre quando você para de pensar nele. Quando sente que é incapaz de resolver seus problemas ou de se curar, você está olhando para o passado, vivendo entre os túmulos. Não preste atenção às mensagens do passado. O ideal ou o desejo que o chama, dizendo "Levante-se, progrida, suba!", é um salvador caminhando pelos corredores da sua mente. Aceite esse ideal agora. Torne-o o mais real possível, porque ele é, de fato, real. Siga em frente como se ele já estivesse concretizado. Você sentirá uma onda de paz o envolver, porque tem absoluta certeza de que aquilo que procura já existe numa dimensão qualquer da mente.

A Bíblia diz: "Levanta teus olhos para as montanhas, de onde vem ajuda." E também: "Olha para os campos, porque já estão brancos para a colheita." Naturalmente, as montanhas significam a Presença de Deus, o Espírito Vivo Onipotente, a Fonte de toda a sabedoria, a Fonte de todo o poder dentro de você. Diz a Bíblia: "Pare e saiba que Eu sou Deus." Portanto, faça parar as engrenagens de sua mente e pense em Deus e em Seu Amor. Sua mente se acalma e reflete as luzes do paraíso. A sabedoria de Deus unge o seu intelecto e ilumina a estrada da sua vida. Focalize a atenção nas Verdades Divinas durante o dia inteiro. Clame constantemente que a sabedoria, a verdade e a beleza de Deus o guiam e governam em todos os seus caminhos.

Sempre que o medo surgir, conscientize-se de que Deus lhe deu uma mente sadia e equilibrada, e o espírito de poder e de amor, não um espírito de medo. Deus, dentro de você, está guiando-o agora.

Resumo do capítulo

- No mundo inteiro não existe ninguém igual a você, pois cada ser humano é único. Deus o colocou onde está porque precisa de você nesse lugar. Se não fosse assim, você não estaria neste mundo. Elimine, expulse de sua mente o medo, a dúvida e a má vontade. Confie totalmente na Divina Presença. Diga com humildade e profunda emoção: "Tenho fé e confiança. Posso fazer qualquer coisa por meio do Poder de Deus, que é uma percepção que me fortalece, sustenta, conforta e guia." Você verá, então, as maravilhas que conseguirá realizar em sua vida.

- Quando começar a disciplinar sua mente, não permita que a dúvida, a ansiedade ou as falsas impressões do mundo o intimidem ou menosprezem. Você está condicionando sua mente a dar ordens nítidas aos seus pensamentos, para que se voltem para suas metas e seus ideais. Você também tem o poder de dirigir e canalizar suas emoções de maneira construtiva e criativa. Seu domínio é completo.
- Experimente o poder impressionante da verdadeira prece. A prece é a contemplação das verdades de Deus a partir do ponto de vista mais elevado. Quando você diz "Deus me ama e cuida de mim", está fazendo uma prece. Sempre haverá uma resposta. Se disser "Deus estará me guiando agora", também estará fazendo uma oração.
- Nunca deixe a esperança, a alegria, a paz, o amor e a fé em Deus morrerem dentro de você. Esse estado de espírito negativo é a verdadeira morte. Devemos morrer para o medo, a ignorância, a superstição, a inveja, o ciúme, o ódio e outros sentimentos prejudiciais. Esses estados mentais devem morrer de inanição, por negligência nossa. Quando o medo morre, abre espaço para a fé. Quando o ódio morre, abre espaço para o amor. Quando a ignorância morre, abre espaço para a sabedoria. A ignorância é o único pecado que existe, e todo o sofrimento do mundo é sua consequência.
- Acima de tudo, conscientize-se de que o desejo, o plano ideal ou o propósito que você quer ver concretizado já é uma realidade na mente, embora seja invisível. Conscientize-se também de que, se unindo mentalmente com seu desejo, conseguirá pairar acima das águas turbulentas do medo e da hesitação.
- Quando você se recusa a reconhecer e colocar seus preconceitos, mágoas e desejos de vingança sob a luz da razão, eles se

afundam ainda mais abaixo do nível consciente da personalidade e se aglomeram ligados pelos elos do medo, da ignorância e de várias obsessões mentais. Quando esses pensamentos prejudiciais se aprofundam em uma área inconsciente da mente, ali permanecem como uma fogueira de brasas, pronta para, mais cedo ou mais tarde, arder em chamas.

- Se reconhecermos o perigo latente dessa fogueira e procurarmos lidar com ela com inteligência, conseguiremos nos libertar e levar uma vida normal.
- Sempre que você sentir o medo se aproximar, conscientize-se de que Deus lhe deu uma mente sadia e equilibrada e um espírito de amor e poder, não de medo. Deus, em seu interior, o está guiando agora.

CAPÍTULO 6
Com Deus tudo é possível

As histórias contadas na Bíblia devem ser interpretadas como metáforas para descrever problemas de fundo psicológico. São dramas que acontecem na mente de todos os seres humanos. Examinemos um famoso trecho do Novo Testamento:

> Veio, então, um homem chamado Jairo, um dos chefes da sinagoga, e caindo aos pés de Jesus pediu-Lhe que fosse à sua casa. Sua filha única, de 12 anos, estava nas últimas (...). Enquanto ainda estava falando, chegou alguém da casa do chefe da sinagoga dizendo: "Tua filha acaba de morrer. Não incomodes mais o mestre." Ouvindo isso, Jesus lhe disse: "Não tenhas medo. Somente crê e ela será curada." Quando chegaram à casa, não deixou ninguém entrar com Ele, a não ser Pedro, João, Tiago, e o pai e a mãe da menina. Todos choravam e lamentavam. Mas disse Jesus: "Não choreis. Ela não está morta, mas dorme." Zombaram Dele, pois sabiam que ela havia morrido. Então, pegou a menina pela mão e exclamou: "Menina, levanta-te!" Ela voltou a respirar e, imediatamente, se levantou. Jesus mandou que lhe dessem de comer. Seus pais ficaram extasiados, mas Jesus lhes ordenou que não contassem a ninguém o que tinha acontecido.

Jairo é o pensamento dominante em sua mente. Você se lança aos pés de Jesus, ou seja, começa a perceber que, com base na nova compreensão sobre o poder de Deus que habita em seu interior, pode curar a menina moribunda. O Deus interior é a solução, a salvação, a resposta a todos os seus problemas. Reconhecer a Presença de Deus em seu interior também significa ter um raciocínio iluminado. Portanto, os que têm absoluta convicção de que Deus habita dentro deles são pessoas iluminadas.

A filha moribunda representa sua ambição ou desejo não realizado. Essa história se aplica a todos os seres humanos. O sonho ou desejo, nossa criança, está morrendo porque nos falta a fé para ressuscitá-la, e, sem ela, não temos entusiasmo, energia ou vitalidade.

Nesse mesmo trecho da Bíblia encontramos a história da mulher com hemorragia há 12 anos, que gastara tudo o que possuía com médicos, sem que ninguém conseguisse curá-la. Aproximou-se de Jesus por trás e tocou a barra da sua veste. Instantaneamente, a hemorragia estacou.

"Então, Jesus perguntou: 'Quem tocou em Mim?' Enquanto todos negavam, Pedro disse: 'Mestre, são as multidões que Te cercam e Te apertam.' Jesus, porém, disse: 'Alguém Me tocou. Senti uma força saindo de Mim.' Vendo que tinha sido descoberta, a mulher, tremendo, lançou-se por terra aos pés Dele. Diante de todos, explicou a razão por que O tinha tocado e como havia ficado curada instantaneamente. Jesus, então, lhe disse: 'Filha, a tua fé te salvou. Vai em paz!'"

Você sabe qual é o significado desta história? Obviamente, uma mulher com hemorragias constantes não pode engravidar.

O ventre não tem condições de formar um corpo. "Mulher" aqui pode ser entendido como emoção, sentimento ou o eu subjetivo.

Quando nossas emoções estão desencontradas e indisciplinadas, quando abrigamos em nossa mente medo, raiva, ódio, rancor, mágoa, autocrítica e sentimento de culpa, estamos simbolicamente com o útero sangrando, e as ideias novas não conseguem se implantar nele para dar origem a outra vida. Como alguém com tal atitude de espírito pode ser curado? O Espírito Santo não flui por uma consciência contaminada. A torneira fechada de uma pia está pronta para jorrar água, mas se o encanamento se encontra obstruído por sujeira, ferrugem e corrosão, mesmo abrindo-a, a água não virá ou, se vier, estará imprópria para uso.

Ao orar você deve perdoar — perdoar a todos e a você mesmo. Sua mente e seu coração precisam estar limpos, abertos, porque os sentimentos de raiva, medo, ansiedade e dúvida esgotam nossa energia e vitalidade. O útero precisa ser tratado para que não ocorram mais hemorragias e não se feche para possibilitar a procriação. O útero é sua mente e, como o ventre de uma mulher, também deve ser fechado para gerar novos pensamentos. Quando você se interioriza e fecha a porta dos sentidos para as evidências objetivas contrárias aos seus desejos, partindo da hipótese que agora pode ser o que deseja ser, está, simbolicamente, fechando o seu ventre. A sensação de estar respaldado pela força do Onipotente lhe diz que nada é capaz de se opor a Ele ou desafiá-Lo. Assim, você será bem-sucedido em dar forma à sua ideia ou plano.

Seu pensamento é criativo, e quando você começa a pensar no que deseja ver materializado em sua vida, o Poder Criador do Infinito o atende. Permanecendo fiel ao seu novo foco mental, você poderá ressuscitar sua ideia, sonho, ambição ou aspiração, sua "menina". Saiba, no fundo do coração, que a criança não está morta e que você tem a capacidade de revigorá-la. Sua nova atitude de espírito, que é sua fé, fecha o útero para que possa haver a procriação.

"Tua fé te salvou." Quando damos atenção à verdade sobre o Único Poder, aprendemos sobre o poder do amor, da fé e da benevolência, sobre o poder do perdão para nós mesmos e para os outros. Passamos a confiar em nossa sabedoria subjetiva, sabendo que nos será revelada a resposta a qualquer problema. Muitas pessoas dão atenção a mentiras, falsidades, superstições e conceitos errôneos de todos os tipos. Então, a confusão reina suprema. Mas, como nos ensina a passagem da Bíblia, você pode mental, espiritual e emocionalmente tocar o amor, a alegria e a paz. "Alguém me tocou. Senti uma força saindo de mim." Volte-se para a Divina Presença em seu interior. Conscientize-se de que ela é o Eterno, O Que Tudo Vê, O Que Tudo Sabe, O Que Sempre Se Renova, e que quando você deixa seus olhos em Deus, não há lugar para o mal em sua jornada de vida. Aproprie-se mentalmente da ideia de saúde perfeita, percebendo a grandeza e a beleza do Altíssimo fluindo agora, revivendo, curando e revigorando todo o seu ser, para que volte a ser o modelo segundo o qual Ele o criou. Se pensar nisso com fé e confiança, sabendo que a natureza do Pai Eterno é atendê-lo, o Poder Curativo responderá e você será restaurado. Esse Poder é a força que sai das profundezas de nossa alma quando tocamos o Deus Vivo que habita em todos nós.

Lemos que os que estavam na casa de Jairo zombaram de Jesus. Não é verdade que seus cinco sentidos caçoam e riem de você? Não são eles que o desafiam, afirmando que o seu desejo é pura loucura e jamais irá se realizar? Que ele é impossível? Quantas vezes você ouviu dizer que uma doença se alastrou pelo corpo inteiro, que é incurável e não resta nenhuma esperança? É por causa dessas falsas crenças que você precisa ignorar seus sentidos e dedicar toda atenção ao seu novo quadro mental, sabendo que com Deus tudo é possível.

Se você envolver seu desejo em um manto de amor, se tornará uno com ele. Amar é ter boa vontade com os outros, é tratar com cordialidade e jovialidade as pessoas que o cercam, desejando-lhes saúde, felicidade, paz e todas as bênçãos da vida, com a convicção de que Deus é amor e não faz nada que não seja bom para os seus filhos.

A casa de Jairo também é uma metáfora para a sua mente. Quando você diz "Eu sou", está anunciando a Presença do Deus Vivo, o pai e a mãe de toda a criação, no seu interior. Em sua mente, você tem o poder de julgar e escolher, de decidir ouvir apenas as boas-novas, sem dar espaço para choro e lamentações diante de sonhos e desejos fracassados. Seus sentidos podem ridicularizá-lo, questioná-lo, caçoar ou rir de você, mas se existe a plena certeza de que quando sentimos qualquer coisa como verdadeira o Onipotente se movimenta em nosso favor, podemos ignorar todas as opiniões contrárias. Isso é o mesmo que tocar a barra da veste, porque o poder de Deus flui para o ponto focal da sua atenção. Então, desafiando o mundo inteiro, você realizará o seu desejo e mostrará a todos que recebemos de acordo com nossa fé.

Uma parábola conta:

> No dia seguinte, ao descerem da montanha, uma grande multidão foi ao encontro de Jesus. Nisso, um homem no meio da multidão começou a gritar: "Mestre, rogo-Te que venhas ver o meu filho, porque é meu filho único. Eis que um espírito o toma e subitamente grita, sacode-o com violência e o faz espumar. É com grande dificuldade que o abandona, deixando-o dilacerado.

Pedi aos Teus discípulos que o expulsassem, mas eles não conseguiram." Jesus respondeu: "Ó geração sem fé e perversa! Até quando estarei convosco e terei de suportar-vos? Traze aqui teu filho." Enquanto o menino se aproximava, o demônio o jogou no chão e agitou-o com violência. Mas Jesus repreendeu o espírito impuro, curou o menino e o entregou ao pai. E todos ficaram maravilhados com a grandeza de Deus.

Parece óbvio que esse episódio fala da doença que, atualmente, conhecemos como epilepsia, que na época era explicada como possessão demoníaca, por conta da crença popular. A Bíblia nem menciona a palavra "epilepsia", que deriva do grego *epilepsea*, que significa cair ao chão com ataques. Os gregos diziam que essa doença era sagrada, porque se acreditava que tinha ligação com as fases da lua. Não por acaso, o termo "lunático" vem do latim *lunaticus*, e o prefixo *luna* é "lua". Na antiga simbologia de muitas religiões do mundo, a lua sempre representou a mente subconsciente. Em suma, a Bíblia está dizendo que a criança tinha um glóbulo de toxina mental no seu subconsciente, a verdadeira causa dos ataques, responsáveis pelo desligamento da mente consciente da sua conexão com a sabedoria de Deus.

"Não temerás o terror da noite [lua] nem a flecha que voa de dia, nem a peste que caminha na treva, nem a epidemia que devasta ao meio-dia", diz o salmo. A psicologia, a psiquiatria e a medicina psicossomática modernas mostram nitidamente que as doenças físicas e mentais têm origem nas profundezas da mente subconsciente, que denominam "inconsciente". Os modelos negativos subconscientes, portanto, são "a pestilência da escuridão". Ao nos voltarmos para a Presença de Deus e rogarmos pelo seu auxílio, receberemos a clemência e o amor do Infinito, e sentiremos o Poder Divino atuando em nossa vida. Provamos nossa aliança, devoção e amor pelo Infinito nos identificando com as qualidades e atributos de Deus, e nos recusando terminantemente a reconhecer que o mal possa ter qualquer tipo de poder sobre nós.

O Princípio da Vida está sempre procurando um receptáculo sagrado que lhe permita se expressar em níveis mais elevados através de você e de todos os seres humanos. Quem vai contra a corrente da vida com ódio, rancor, hostilidade, raiva e outros sentimentos prejudiciais, começa a sofrer das faculdades mentais, o que denominamos de colapso nervoso, e termina em um leito de hospital.

Por causa de nossa fé em um Único Poder, afirmamos a perfeita harmonia e a perfeita paz, que é a vontade do Infinito. Hipócrates, chamado de Pai da Medicina, cerca de 400 anos a.C., descreveu o tipo de distúrbio mental chamado de epilepsia, que, conforme aceito em sua época, era causada por seres divinos. Ele caçoou das superstições e salientou que a doença não poderia ter origem divina, apesar de certos encantamentos e purificações melhorarem os ataques, pois, como bem sabemos, as pessoas recebem de acordo com sua fé.

Um psiquiatra me contou que Hipócrates deixou um estudo que mostra que ele tinha excelente conhecimento das causas subjacentes dos distúrbios mentais.

Quanto à história do Novo Testamento, o fato de o menino ser epiléptico, cego, surdo ou mudo não é importante. O que devemos ter em mente ao orarmos por alguém é que para Deus tudo é possível. Nesse caso, em particular, a Bíblia diz que tal tipo de condição é curado pela prece e pelo jejum. Sim, o jejum significa o afastamento das evidências trazidas pelos cinco sentidos, dos sintomas e crenças erradas; afastamento do medo, da ignorância e da superstição; das falsas crenças religiosas; dos dogmas e das tradições. O jejum tem de ser mental. Deixar de comer carne, doces e outros alimentos não transforma ninguém em santo. Faça jejum diante do banquete de toxinas deste mundo, do banquete das crenças errôneas e das falsas crenças da mente das massas. Faça jejum do medo, da má vontade, da ignorância, da raiva, e assim você progredirá, irá muito longe. Você deve se alimentar da fé em Deus e de sua bondade na mente dos vivos, da boa vontade, da sabedoria divina, que é a mesma ontem, hoje e amanhã. Alimente-se da luz que brilha sobre todos nós e do amor incondicional por todos os seres humanos.

Onde aconteceu a cura do menino epiléptico? Em casos como esse, relacionados com doença ou distúrbios mentais, Jesus precisou curar sozinho, sem a colaboração do paciente, mas isso não fez diferença no resultado. Já evidenciei que pessoas insanas não podem mesmo cooperar ou orar conosco, porque seu raciocínio é deficiente e emoções irracionais perturbam sua mente.

Uma criança absorve o clima mental e emocional do seu lar. Se pai e mãe estão sempre discutindo, se existe um constante estado de abuso físico e mental na família, o bebê, ainda no berço, capta essa desarmonia e adoece com frequência. Já vi muito isso em minha vida. Entretanto, também constatei que, quando os pais oram juntos, se respeitam e saúdam a Presença de Deus um no outro, a criança absorve o clima positivo e recupera a saúde, tanto física quanto mental, ficando mais calma, ganhando maior resistência contra as doenças, e as febres, crises de bronquite e problemas de pele típicos da infância desaparecem.

Portanto, é a fé que cura, mas, no caso de pessoas insanas ou crianças muito novas ou com deficiência mental, precisamos primeiro nos livrar do nosso próprio condicionamento em relação à doença, que aceita como verdade o que os sentidos nos mostram e a suposta impossibilidade de cura. Temos 12 poderes, ou 12 discípulos, em nossa mente, como a visão, a audição e também a imaginação. Eles ganham o nome de discípulos quando estão disciplinados, como no caso da imaginação controlada.

O praticante da terapia mental não pode se deixar impressionar pelos sintomas de uma criança doente, por exemplo, nem levar em conta os diagnósticos médicos que foram dados, porque isso seria aceitar a condição em si próprio. Como eu já disse, os insanos ou deficientes não podem cooperar. É inútil tentar ensiná-los a repetir uma prece com muitas verdades e afirmações positivas. Por isso, tudo depende do praticante, que precisa estar muito firme em sua fé, de modo a poder criar um quadro mental de perfeita saúde quando seus olhos veem à sua frente uma criatura que sofre de uma doença aparentemente incurável. Quando nós, terapeutas espirituais, fracassamos em casos como esses, significa que não conseguimos fixar o olhar de nossa mente na harmonia, na beleza e na perfeição que o paciente necessitava receber.

Há uma crença profundamente arraigada na mente dos seres humanos de que certas enfermidades físicas ou mentais, como o câncer e a esquizofrenia, por exemplo, são difíceis de curar e levam fatalmente à morte. Quando um praticante da terapia mental se defronta com uma delas, seus sentidos ficam profundamente impressionados com os sintomas e o sofrimento do paciente. Os discípulos de Jesus que foram incapazes de curar o menino são nossas próprias atitudes mentais, nossos pontos de vista e nossas crenças. Devemos nos separar completamente das evidências trazidas pelos nossos cinco sentidos e nos identificar com a Onipotente Presença Curadora que está em todos os seres humanos. Temos de curar a pessoa primeiro em nossa mente, criando uma imagem com todos os atributos divinos: harmonia, paz, amor, alegria, inteligência e sabedoria. Agindo dessa maneira, estimulamos e ressuscitamos a mente do doente. Quando pensamos apenas na obra-prima que Deus criou e que está no âmago da criatura enferma, e não somente na aparência, o poder, a fé, a confiança e a elevação do nível de conscientização penetram na mente doente, destruindo antigos modelos e restaurando a saúde.

O Poder Curador nunca nasceu e jamais morrerá. Ele não pode ser destruído pela água nem pelo fogo. Ele existe no seu interior porque Deus o concedeu a todos os seres humanos. Por que não usá-lo?

Eu escrevi uma prece que uso quando trato de distúrbios mentais de todos os tipos, e esse tratamento ou técnica pode ser empregado por qualquer pessoa. Volto-me para o meu interior e digo o nome do paciente. Então, começo a pensar no Infinito, na Presença de Deus, e por três ou quatro minutos fico mergulhado na infinita paz e na absoluta harmonia, convicto de que o amor, a inteligência e a sabedoria de Deus estão à minha disposição para me ajudar e ajudar o meu próximo. Ao mesmo tempo, afirmo que o que é verdadeiro para o Infinito é verdade para a pessoa pela qual estou orando. Tento ao máximo alcançar a sensação de que tudo está em ordem, harmonia, bem-aventurança, paz e alegria na mente do enfermo, e assim introduzo nela um clima de saúde, paz e equilíbrio. Quando sinto que fiz o que de melhor podia fazer no momento, eu abençoo o doente e afirmo que ele está em perfeita saúde.

Repito esse tratamento uma ou duas vezes por dia ou com uma frequência maior se me sinto impelido a fazê-lo, sempre orando como se fosse a primeira vez. Mesmo que meu tratamento tenha um resultado apenas parcial, sei que o paciente se sentirá melhor porque fiz algo para ressuscitar o Poder Curador que vive dentro dele. Não temos o poder de criar nada, mas com a constância no tratamento, a determinação e a recusa em aceitar um "não" como resposta, podemos fazer a mente doente entrar em contato com sua própria Fonte Criadora. O principal objetivo da todas as minhas preces em favor de outras pessoas é conseguir vivenciar uma forte sensação de alegria e confiança, porque sei que Deus fará o resto. Quando oramos, devemos procurar entrar no Céu, que é um termo que denomina o estado de paz e repouso interiores que atingimos quando mergulhamos na Infinita Inteligência, onde nos movimentamos e temos nosso ser. Sempre que entramos em contato com ela, estamos vivendo o Céu na Terra.

O milagroso Poder Curativo habita dentro de todos nós; Ele está constantemente reconstruindo cada átomo do nosso organismo e tem o poder de curar, fortalecer, revigorar, purificar e renovar todas as células, tecidos e órgãos do nosso corpo. Tenha uma total confiança na Presença de Deus em seu interior; saiba que Ela está colocando todos os aspectos de sua vida em divina ordem. Saiba também que a vida de Deus está se manifestando através de você neste instante e que Deus é vida, e a vida está fluindo pelo seu ser com harmonia, paz, alegria, carinho e beleza. Todos os átomos do seu organismo dançam ao ritmo do Deus Eterno. Afirme que as qualidades do Infinito, agora, estão se manifestando em você como força, pureza, perfeição e eterna juventude. O poder renovador e rejuvenescedor do Espírito o faz irradiar a Vida e a Inteireza Divinas. A energia vivificante e incessante de Deus o faz sentir-se extasiado, maravilhado e protegido pela couraça e pelo escudo do Pai Eterno, Onipotente, Conselheiro e Príncipe da Paz. Deus o criou e Deus o sustenta. Ele é o Espírito Vivo que habita no seu interior, é sua consciência, sua percepção espiritual, sua sensação de Eu sou, de existir. Por isso, dizemos que temos de adorá-Lo em espírito e verdade, porque Ele não tem rosto nem forma. Para Ele, não há tempo, formato ou idade, e em decorrência disso não podemos adorar qualquer ser humano da face da Terra, qualquer criatura que jamais viveu, está vivendo agora ou irá viver no futuro. Adorar significa oferecer sua aliança, lealdade e devoção ao Único Poder, que está mais próximo de nós do que nossa própria respiração.

Outra história da Bíblia tem muito a nos ensinar:

> Ora, Ele estava ensinando numa das sinagogas aos sábados. E eis que se encontrava lá uma mulher, possuída havia 18 anos por um espírito que a tornava enferma; estava inteiramente recurvada e não podia de modo algum se endireitar. Vendo-a, Jesus chamou-a e disse: "Mulher, estás livre da tua doença", e lhe impôs as mãos. No mesmo instante, ela se endireitou e glorificou a Deus. O chefe da sinagoga, porém, ficou indignado por Jesus ter feito uma cura no sábado e, tomando a palavra, disse à multidão: "Há seis dias para o trabalho; portanto, vinde nesses dias para serdes curados, e não no dia de sábado!" O Senhor, porém, replicou: "Hipócritas! Cada um de vós, no sábado, não solta seu boi ou seu asno do estábulo para levá-lo a beber? E esta filha de Abraão que Satanás prendeu há 18 anos, não convinha soltá-la no dia de sábado?"

O Poder Curador não começou há cerca de dois mil anos atrás. Ele nunca nasceu e jamais morrerá. O Poder Curador é a Presença de Deus, e Deus nunca nasceu e jamais morrerá. Curas sempre aconteceram e sempre acontecerão. Existem inúmeros exemplos de cura pela imposição de mãos ao longo das gerações. Ela é praticada em muitas igrejas, como a Católica Romana, Episcopal ou Batista, por exemplo, e por espiritualistas das mais diferentes tendências. Seguidores de Maomé, Buda e de tantos outros iluminados já fizeram curas extraordinárias aplicando essa técnica. Muitas pessoas que afirmam não professar nenhuma religião dizem que possuem um dom especial e que suas mãos têm o poder de curar. E, óbvio, como acreditam firmemente que receberam esse dom de uma Força Superior, de fato conseguem realizar curas notáveis.

Todavia, todos os que estão neste mundo têm o poder de curar, porque a Infinita Presença Curadora habita no interior dos seres humanos, sem exceção. Esse dom não é uma dádiva concedida a alguns poucos escolhidos. Você talvez nunca tenha posto esse poder em prática, mas ele está aí, no fundo do seu ser. "Eu sou Deus e não existe outro Deus além de mim. Eu digo, vós sois deuses e todos são filhos do Altíssimo."

A Presença Curadora está operando em seu interior 24 horas por dia. Você já pensou em todos os cortes, arranhões e queimaduras que sofreu em sua vida e que cicatrizaram por completo? Isso não é a Infinita Inteligência em ação? Ela criou novas células, novos tecidos, para refazer a pele danificada, impedindo a entrada de microrganismos que poderiam causar uma infecção. Você, portanto, recebeu inúmeras curas desde que nasceu, e, provavelmente, nunca lhes deu a devida atenção. Mesmo sem que tome consciência disso, a Inteligência Interior está constantemente renovando o seu corpo.

A fé faz com que o Poder Curador adquira enorme velocidade, a ponto de podermos experimentar uma cura instantânea por meio da expectativa, da fé e da crença.

Voltando ao relato da Bíblia sobre a mulher que foi curada no sábado, em muitas religiões esse dia é considerado sagrado e, por levarem as palavras ao pé da letra, os fiéis acham que fazer qualquer tipo de trabalho no sábado é pecado.

O sábado ou sabá, porém, em termos psicológicos e espirituais, significa uma tranquilidade interior, a certeza serena de que podemos recorrer à Presença de Deus a qualquer hora, a qualquer instante e que sempre seremos atendidos. O sábado, nesse sentido, é o intervalo de tempo entre a impregnação da ideia no subconsciente e sua manifestação ou concretização, um período em que não sentimos mais necessidade de orar por um desejo e repousamos com a plena certeza de que ele se realizará a qualquer momento.

Quando você ora e medita, e é bem-sucedido em alcançar o ponto de tranquilidade interior, chegou ao sétimo dia, à sétima hora, que, no sentido psicológico, é o momento da convicção. É por isso que está escrito que à sétima hora ele foi curado, mas não se trata da sétima hora do dia, porque não tem relação nenhuma com o tempo, mas com a certeza interna, com o conhecimento silencioso de sua alma.

Você está no sábado quando seu coração está resplandecendo com a glória do Infinito e a certeza da resposta de Deus, e vivencia uma transfusão divina e instantânea de energia, poder e vitalidade. Temos de entender que atos exteriores, rituais, cerimônias, preceitos e ordens de alguma igreja ou organização não são uma verdadeira religião ou adoração. Você pode seguir todos os dogmas e regulamentos da sua igreja e ao mesmo tempo violar todas as leis de Deus em seu coração; pode frequentar diariamente os cultos e ser um agnóstico. Devemos nos conscientizar do fato de que a única mudança que interessa é a modificação interior, a mudança que acontece no coração, quando nos apaixonamos pelos valores espirituais. A religião pertence à alma, não aos lábios. Sua verdadeira religião é o que você faz, é a vida que leva, são os resultados dos seus atos e o modo como se relaciona com seu próximo.

Você está comprometido com o amor, a paz, a harmonia e a alegria? Comprometido com a Fonte da Vida, que é Deus? Está comprometido com a convicção de que honra o Infinito aqui mesmo, na terra dos vivos? Acredita na suprema bondade de Deus? Você se glorifica no júbilo do Senhor, sabendo que Ele é sua força e que o Eterno só deseja lhe dar mais amor, paz, harmonia e beleza, a ponto de transcender seus mais elevados sonhos?

Se você tem esse tipo de crença ou convicção, a religião que professa é maravilhosa, porque, para quem se apaixona pelos valores espirituais, o que significa estabelecer um vínculo emocional com eles, todos os temores, enfermidades e inimigos se dissipam. Quando você caminha na estrada da vida protegido pela certeza de que vai ter paz, saúde, felicidade e equilíbrio durante sua jornada, está vivendo um sábado diariamente. Você está no sábado quando sabe e sente que não existe a mínima possibilidade de sua prece falhar, quando se mantém tranquilo e sereno porque carrega em sua mente subjetiva uma impressão Divina, a personificação subconsciente do seu ideal.

E foi num sábado que Jesus curou a mulher encurvada. O chefe da sinagoga que protesta contra esse ato representa as regras da sociedade, o ponto de vista ou opinião que prevalece no mundo; representa a ideia dominante que está em nossa mente. A sinagoga é sua mente, onde se forma um aglomerado de pensamentos, emoções e opiniões.

A mulher encurvada pode ser entendida como a sensação de fraqueza, um estado de espírito depressivo, a crença subjetiva em uma doença deformante. O termo "mulher" representa a natureza emocional, o lado subjetivo da vida. Seja qual for sua doença, ela representa um padrão de pensamento negativo carregado de emoção, oculto nas profundezas subliminares. O líder da sinagoga é uma metáfora para os pensamentos de medo e as dúvidas que vêm à sua mente tentando dissuadi-lo a afastar-se do Único Poder, para quem tudo é possível.

Existe uma discussão em sua mente e você precisa eliminar os pensamentos hipócritas, perguntando-lhes de onde vieram. De onde vem o medo? Haveria um princípio por trás dele ou trata-se apenas de uma sombra? Pergunte-lhes: "De onde eles estão vindo? Qual é sua fonte? São verdadeiros?" Algum dia, em sua vida, você parou para se perguntar de onde vieram suas crenças? Elas são lógicas, ou irracionais e sem respaldo científico? Chegam a insultar a inteligência de uma criança de dez anos com um mínimo de escolaridade?

Ao conseguir descobrir a origem desses pensamentos, diga: "Não vou acreditar em nada que não esteja de acordo com as verdades eternas", porque a verdade nunca muda, é a mesma que foi ontem, é hoje e será amanhã. Ninguém pode rotular a verdade, porque ela pertence ao seu Deus interior.

Afaste sua atenção das falsas crenças do mundo e elas morrerão, por falta de cuidados. Banqueteie-se com o Poder Onipotente, o aceite e imagine que está sendo curado aqui e agora. Repita essa meditação quantas vezes for necessário e visualize-se fazendo tudo o que pode e gosta de fazer. Você sabe que a paralisia física ou mental jamais poderá atacar o Espírito, por isso, diga:

> Pelo Poder do Onipotente, eu caminharei sem medo ou hesitação, pois Deus caminha e conversa no fundo do meu ser.

A Dra. Fleet, uma psicóloga de Londres, muito tempo atrás me contou que, durante os bombardeios em sua cidade, ela ficava nas ruas para ajudar as pessoas a se abrigarem. Certa noite, estava diante de um hospital que acabara de ser atingido por uma bomba e viu pacientes fugindo pelas escadas. Soube depois que muitos estavam presos ao leito, paralisados ou semiparalisados havia mais de 18 anos. Depois do susto, disse a doutora, alguns deles continuaram andando normalmente, mas outros afirmaram: "Eu sou paralítico, não devia estar me mexendo." Naturalmente, estes voltaram ao seu estado de imobilidade.

Isso mostra que, em uma emergência, a ideia dessas pessoas de salvarem sua vida, fugindo do fogo e de escombros, apoderou-se de sua mente e tornou-se o pensamento dominante. Elas esqueceram que estavam paralisadas e o Espírito do Onipotente começou a se movimentar em seu benefício. Muitos desses indivíduos, segundo a Dra. Fleet, aceitaram a cura e continuaram a viver normalmente. Aceite também que o Poder habita no seu interior e que não será necessário acontecer algo tão terrível, como um bombardeio, para você se libertar e tomar um novo rumo em sua vida.

Voltando ao episódio bíblico, os "fariseus" estão em todos os lugares, e o termo não se limita a denominar uma seita judaica que existia na época de Jesus. Fariseus são indivíduos que dão suma importância a regras e aparências. Seguem as leis ao pé da letra e se mostram insensíveis ao sofrimento alheio caso precisem romper normas estabelecidas para ajudar alguém. Os fariseus também acreditam que uma corrente de ar pode causar torcicolo; que pegarão resfriados se molharem os pés e que se tomarem sereno ficarão com gripe. Eles aderem às suas falsas leis e "carecem do Espírito que dá vida".

Os rituais externos, a pompa e as cerimônias dominam esse tipo de pessoas. Elas, é óbvio, frequentam a "igreja certa", o que, na verdade, é uma grande tolice, porque a igreja está dentro de nós. "Igreja" é a tradução do grego *ekklesia*, que significa assembleia ou reunião, e, no sentido espiritual, representa nossa união com Deus, que habita dentro de nós. Sua vida é sua religião. Você expressa cada vez mais a Presença de Deus em seu interior, irradia energia, amor, verdade e beleza diariamente? É possível ver a sua religião se manifestando em seu lar, seu trabalho, seus negócios, em seus relacionamentos com outras pessoas, em seu corpo, sua arte, seus escritos, sua ciência — em todas as fases de sua vida?

Quando a mente está repleta de tensões e estresse, produz um efeito correspondente no corpo e ocorre uma falha nos órgãos ligados à eliminação. O indivíduo possuído por ódio e rancor profundo costuma sofrer uma condição que pode ser considerada uma inundação interna, que se não for controlada, talvez venha a causar a desintegração de órgãos vitais por causa do efeito corrosivo dos venenos mentais. O estado físico é um reflexo da atitude mental ou dos estados de consciência.

Lembro-me de um artigo escrito pelo Dr. Alvarez, da Clínica Mayo. Nele, o médico conta que um homem chegou ao hospital sofrendo de hidropisia, um acúmulo excessivo de líquidos no corpo, que pode ser considerado um afogamento interno. Depois de conversar com ele, o Dr. Alvarez percebeu que havia uma causa subjacente para a doença e recomendou que o paciente fosse conversar com o capelão da clínica. Descobriu-se, então, que o homem estava cheio de ódio pela irmã por causa de uma ação judicial ou qualquer coisa dessa natureza. Ele ficava repetindo: "Jamais a perdoarei. Eu a odeio do fundo do meu coração e vou continuar odiando até o fim da minha vida." A causa da hidropisia ficou nítida. O doente recusava-se a perdoar, embora sejamos ensinados a perdoar setenta vezes sete.

Existem também as boas inundações com ideias vindas de Deus, que são a onda de inspiração que poetas e compositores tão bem conhecem. O artista entra em um tipo de êxtase ou arrebatamento em que ouve as palavras ou as notas da música celestial.

Barry K. era um homem muito religioso e completamente livre de qualquer raiva ou ressentimento. Todavia, quando seu pai morreu de falência dos rins, ele ficou muito impressionado, em especial, com as sessões de diálise que eram feitas várias vezes por semana, e passou a sentir um grande medo de ter a mesma doença. Como eu já disse tantas vezes, o que mais tememos acaba nos acontecendo. Barry começou a sentir sintomas similares aos do pai no início da sua enfermidade. Estava fazendo um tratamento e a medicação o ajudava bastante, pois eliminava a maioria dos sintomas, mas, mesmo assim, ele tinha certeza de que dentro de poucos anos teria de se submeter às terríveis sessões de diálise. Barry veio me procurar e depois da primeira consulta começou a entender que seu medo era uma perversão da verdade, um medo que não possuía nenhum poder porque não existe um princípio, uma lei por trás da desarmonia. Há um princípio de saúde e nenhum princípio de doença; um princípio de abundância e nenhum de pobreza; um princípio de honestidade, nenhum de desonestidade. Ele entendeu que sua crença era o único poder que o controlava.

Esse homem compreendeu a verdade sobre sua situação e expulsou a mentira da mente. Percebeu que a causa da sua doença era um aglomerado de pensamentos conflitantes e aceitou rearranjar sua mente para se conformar com o padrão divino. Eu lhe dei uma prece que deveria fazer todas as noites antes de dormir, quando afirmaria com emoção e profunda fé as seguintes verdades:

> A Presença Curadora agora está em ação, transformando, curando, restaurando e controlando todos os processos do meu organismo.

Vivo de acordo com a Divina Sabedoria e o Divino Amor. Repouso em segurança no conhecimento de que Deus me envolve em harmonia e paz. Não existe nenhum outro poder e a Presença Curadora está agindo agora mesmo.

Barry repetiu esta prece por cerca de trinta dias, sempre procurando colocar uma forte emoção em cada palavra. No final desse período, sua mente já estava livre das ideias negativas e adquirira uma convicção de saúde.

Há alguns anos assisti a um culto religioso durante o qual o pastor fez um ótimo sermão sobre a cura divina e, na saída, um membro da congregação lhe disse: "É certo que Jesus cura, mas não venha me dizer que nós também podemos curar." Como alguém pode fazer uma afirmação deste tipo numa época em que cientistas, médicos e psiquiatras não têm dúvidas sobre a influência da mente no aparecimento de doenças? Quantas pessoas, no mundo inteiro, foram curadas de problemas psicóticos ou neuróticos pela imposição de mãos ou outro tipo de técnica espiritual? Quantos jornais e revistas já publicaram reportagens sobre a cura espontânea do câncer e de outras enfermidades, consideradas incuráveis? Quantos se curaram após visitarem um santuário mariano, como o de Lourdes ou Fátima, ou um local sagrado de culto nos mais diversos países?

Portanto, curas espirituais continuam acontecendo e sempre acontecerão, porque dependem da fé, da crença em um poder maior. Quimby reproduziu cerca de sessenta por cento dos milagres do Novo Testamento e afirmava que se tivesse tempo de vida suficiente iria conseguir realizar todos eles.

Um homem que professava a Ciência Cristã me contou que uma vez engoliu um líquido venenoso por engano. Ele era um médico notável e muito respeitado, com uma fé inabalável no Poder de Deus. Nesse dia, estava a cerca de 150 quilômetros de qualquer tipo de socorro e precisou depender unicamente do poder subjetivo e da sua sabedoria interior. Ele, então, sentou-se, ficou imóvel e orou com as seguintes palavras: "Deus está no Seu templo sagrado e Sua Presença inunda todas as células e órgãos do meu organismo. Onde Deus está só existe ordem, beleza e funcionamento perfeito. Sua Sagrada Presença neutraliza tudo o que é diferente Dele."

O homem continuou a fazer esta prece por cerca de uma hora, e as dores foram diminuindo. Embora estivesse debilitado, conseguiu dirigir até encontrar socorro. O veneno era muito potente, mas, apesar disso, ele ficou completamente curado. Quantas pessoas, depois de ingerirem um líquido corrosivo, teriam fé no poder subjetivo para anular as terríveis dores causadas por ele? Eu jamais sugeriria a alguém fazer uma experiência desse tipo, mas acredito firmemente que em emergências como a enfrentada por esse membro da Ciência Cristã um sincero estudioso da verdade voltado para Deus, com fé absoluta no Único Poder, também seria bem-sucedido em suas preces.

Há venenos físicos e mentais. Os "fariseus" e "legistas" estão em todos nós e representam as leis feitas pelo homem e as falsas opiniões ou crenças infundadas, como a que afirma que somos castigados pelos nossos pecados presentes ou passados, que o sofrimento é causado pelo carma, ou a que responsabiliza espíritos maus ou demônios pelos nossos males. Ora, o carma nada mais é do que a lei da ação e reação; um novo começo determina um novo fim. Não há tempo nem espaço para o verdadeiro Eu Superior, que está dentro de nós e não condena nem castiga ninguém. Seus olhos são puros demais para ver a iniquidade, para ver o mal, e, por isso, não tem como punir os seres humanos. O julgamento do que é certo ou errado cabe ao "filho", ou nossa própria mente. Portanto, se você acredita sofrer por causa de algum pecado cometido numa vida passada ou algo parecido, está dando permissão para sua crença criar seu inferno particular aqui e agora. Acho que não existe crença mais mórbida e feia.

Acredite em um Deus de amor e Ele enxugará todas as suas lágrimas. Então, não haverá mais choro nem ranger de dentes, não haverá mais sofrimento nem dor, porque o passado é passado. Portanto, pare de pensar que você é obrigado a expiar seus pecados. Perdoe-se. Mude seu modo de pensar agora, e seu subconsciente agirá de acordo com ele. Nunca duvide de Deus nem diga que você está doente porque Deus quis. Que ideia mais absurda! Jamais diga que Deus lhe mandou o sofrimento porque quer testá-lo. Que tolice! Deus não discrimina, não distingue o filho pecador do filho que não cometeu pecado.

A vontade de Deus é que Seus filhos tenham vida, e vida em abundância. Ele está sempre se expressando em nós como harmonia, beleza, amor, paz, alegria, inteireza e perfeição. O Deus que vive em você o guia para o bem.

Resumo do capítulo

- Seu pensamento é criativo. Quando você começa a pensar no que deseja expressar, o Poder Criativo do Infinito se mostra pronto para atendê-lo. Permanecendo fiel ao seu novo foco mental, você conseguirá ressuscitar uma criança, ideia, sonho ou aspiração.

- Emocional, espiritual ou mentalmente você pode tocar no amor, na alegria e na paz. Volte-se para a Divina Presença no seu interior. Conscientize-se de que ela é Deus, o Eterno, que tudo vê, tudo sabe e tudo renova. Se você mantiver seus olhos em Deus, não haverá mal em seu caminho. Quando se apoderar mentalmente da ideia de saúde perfeita, convencendo-se de que a beleza e a perfeição de Deus estão fluindo por todo o seu ser, sentirá essa força renovando, revigorando, curando e transformando seu corpo para se conformar com o modelo Divino que o Pai Eterno usou para criá-lo, onde só há harmonia, saúde e paz. Quando você age dessa maneira, com fé e confiança, o Poder Curador responde e lhe concede a saúde perfeita.
- Eis o tratamento espiritual ou técnica da prece para casos de distúrbios mentais, como psicose, esquizofrenia ou epilepsia. Eu me interiorizo e falo o nome do paciente. Em seguida, penso no Infinito, na Presença de Deus, por três ou quatro minutos, mergulhando na Infinita Paz, na Harmonia Absoluta, na Inteligência Divina e no Amor Divino. Afirmo que o que é verdade para o Infinito é verdade para a pessoa pela qual estou orando. Tento alcançar a sensação de que tudo está em ordem, harmonia, bem-aventurança e paz na mente dessa pessoa. Quando sinto que já fiz o melhor que podia naquele momento, termino minha prece e declaro que a pessoa está totalmente curada.
- Você pode cumprir todas as instruções, regras e regulamentos da sua igreja, mas continuar violando as leis de Deus no seu coração. Pode ir ao culto ou à missa todos os dias da semana e ainda ser uma pessoa agnóstica. Devemos nos conscientizar de que a única mudança que interessa é a mudança mental, a

modificação do coração que o fará se apaixonar pelos valores espirituais. A religião tem de estar no coração, não nos lábios. Sua verdadeira religião é o que você faz, é o modo como vive sua vida. Ela se reflete nos seus atos e no seu relacionamento com os outros.

- Perdoe-se. Mude seu modo de pensar agora mesmo e sua mente mais profunda responderá. Passado é passado e deve ser esquecido. É errado dizer que uma pessoa está doente por castigo de Deus, ou que Deus lhe deu o sofrimento para testá-la. A vontade de Deus é que tenhamos vida, vida em abundância. Ele quer se expressar através de nós como harmonia, beleza, amor, paz, alegria, inteireza e perfeição. Deus, que habita em você, o está guiando agora.

CAPÍTULO 7
O médico trata; Deus cura

A Presença Curadora de Deus está dentro de você. Nenhum médico, psicólogo, terapeuta espiritual ou sacerdote cura sozinho. Quando um cirurgião extrai um tumor, por exemplo, ele remove um bloqueio e abre caminho para o Poder Curador de Deus restaurar a saúde do paciente. Um psiquiatra ou psicólogo esforça-se para remover qualquer bloqueio mental e incentiva o paciente a adotar uma nova atitude, que lhe permitirá melhorar seu contato com o Poder Curador, o qual fluirá como harmonia, equilíbrio e paz. O sacerdote primeiro pede ao fiel que perdoe a si próprio e os outros, e, em seguida, orienta-o para se sintonizar com o Poder Curador, cujo amor, paz e benevolência fluirão pela mente subjetiva, limpando todos os modelos negativos que possam estar armazenados nela.

O desejo de Deus é a natureza de Deus. O desejo de Deus é que tenhamos vida, e vida em abundância. Portanto, a natureza do Infinito é amor infindável, inteligência infinita, sabedoria ilimitada, harmonia absoluta, alegria constante, ordem perfeita, simetria e proporção. A vida não pode desejar a morte; pensar assim é muita tolice. Deus é vida, nossa vida, sua vida. Essa vida não tem começo nem fim, é mais antiga do que os planetas e as estrelas, mais nova do que um bebê recém-nascido, mais iluminada do que a luz, mais escura do que a escuridão, está além de todas as coisas e criaturas, mas fixada no coração de todos os seres vivos. É o Espírito Vivo de Deus Todo-Poderoso.

A alegria não pode desejar a tristeza; a harmonia não pode desejar a discórdia. A ordem não pode desejar a desordem; o amor não pode desejar castigo, miséria e sofrimento. O amor não pode desejar nada que seja diferente dele. Pessoas que dizem que Deus as está castigando, jamais sonhariam em acusar ou atribuir aos próprios pais as coisas que imaginam serem feitas por Deus, o Infinito. Para esse tipo de indivíduo, a expressão "infinitamente bom e perfeito" parece não ter o menor significado.

Muitas doenças são causadas por essas falsas crenças e, como bem sabemos, nossas crenças tendem a se concretizar. Ao acreditar que Deus está nos testando ou castigando, você está colocando em ação a lei da sua própria mente, que lhe trará problemas, hostilidade, doenças e dificuldades de todos os tipos. Quantas vezes você já ouviu alguém dizer: "Sou perseguido pelo azar." Ora, quem acredita em falsas hipóteses terá uma vida criada por elas. Na verdade, quem se queixa está castigando a si mesmo. Nós nos damos tudo o que vivenciamos, seja amor ou sofrimento, paz ou discórdia.

Quando o consciente e o subconsciente trabalharem em sincronia, com concórdia, funcionarem em uníssono com base nas eternas verdades, viveremos de acordo com o modelo que Deus nos deu. Deus é a solução para todos os problemas. Ele habita dentro de nós — é nossa própria vida. Quando conhecemos as leis da mente e as aplicamos de maneira construtiva, todos os males são eliminados.

O Poder Curador está presente em todos nós. Ele nunca nasceu e jamais morrerá, pois Deus é essa presença. "Eu sou o Senhor que te cura." Por isso, as curas milagrosas acontecem hoje como aconteciam há milênios. O mesmo Poder Curador habita em todos os seres vivos. Ele não é algo que existiu há dois mil anos. Ele é eterno e onipresente.

Você pode recorrer a Ele e realizar os chamados "milagres" em sua própria vida. Tenha em mente, porém, que um milagre não prova o que é impossível. Um milagre é a confirmação do que é, sempre foi e sempre será possível. Uma das maiores verdades do Universo é: "Para Deus tudo é possível." A harmonia, que sempre foi uma qualidade da vida, sempre existiu; o amor, a paz e a alegria também nunca começaram. Por isso, eles nunca se acabam nem são algo que apenas poucas pessoas podem possuir. Acreditar nessa possibilidade seria o cúmulo do absurdo.

Não espere que um anjo ou um santo venha curá-lo. E, acima de tudo, jamais se pergunte se Deus quer que você seja ou não curado, porque, assim, você estaria violando as leis divinas, que estão escritas no seu coração e em todas as partes do seu corpo. Saiba que quando você está doente, desanimado, desencantado com a vida ou com graves problemas financeiros, está, na verdade, violando as leis da vida. Deus lhe deu em abundância tudo o que possa precisar para ter uma existência prazerosa. "Estás sempre comigo e tudo o que tenho é teu. Sou o Senhor que te cura, que cura todas as tuas doenças, que satisfaz tua boca com coisas boas, que restaura tua juventude como faz com a águia."

Os venenos mentais são formados pelos maus pensamentos, que trabalham nas profundezas da sua mente e podem formar um rio contaminado sujeito a emergir à superfície muito tempo depois de terem ocorrido as experiências negativas, como doença, perda financeira, infelicidade, medo e tantas outras, que foram se acumulando em sua existência. O primeiro passo para uma cura é não ter medo das condições que estão manifestadas no momento presente. O segundo é ter consciência de que a condição é apenas o produto do antigo modo de pensar e que não tem mais poder para continuar a existir. O terceiro é exaltar Deus no interior de cada ser humano, Ele, que tudo pode sanar. Isso impedirá a produção de toxinas em nossa mente. Assim agindo, declaramos que a condição é falsa e, ao nos imaginarmos como deveríamos ser, criamos a manifestação do estado ideal de vida.

Viva na encarnação do seu desejo e a palavra — seu pensamento e suas emoções — logo irá se concretizar. Não se deixe abalar pelas toxinas mentais acumuladas nas mentes de tantas pessoas. Entre os mais mortíferos venenos mentais incluem-se: medo, ódio, ignorância, autopiedade, autocrítica e autocondenação. Estas toxinas se infiltram no nosso rio psíquico, envenenando todas as fontes de fé e esperança, levando a aberrações mentais, esquizofrenia, depressão profunda, psicoses e outras formas de distúrbio mental.

O antídoto espiritual para esses males é descobrir o nosso verdadeiro eu, que é Deus em nosso interior, e nos deixarmos inundar pelo Seu amor. Podemos nos apaixonar profundamente pelo novo conhecimento de que pensamentos são coisas e que, enchendo a mente com valores espirituais, podemos transformar nossa vida, o que nos trará saúde, felicidade, harmonia, alegria e amor. Sim, podemos ficar encantados ao nos conscientizarmos de que existe um princípio de vida que permeia nossos modelos de pensar e nossas visualizações positivas, criando segundo sua imagem e semelhança. Quando entendemos que a lei da atração está constantemente atuando em nossa vida, somos tomados por um frenesi divino, diante da maravilha que se desenrola à nossa frente. Podemos, então, dizer que estamos apaixonados, ou emocionalmente ligados, à Presença de Deus em nosso interior e a todas as coisas boas, prazerosas e produtivas. Ter esse apego às grandes verdades é vivê-las de tal modo que se tornem uma parte viva de nós, se tornem nosso sangue e corrente sanguínea.

Todos nós temos fome e sede de mais sabedoria, e, à medida que ela vai aumentando, avançamos sob a luz do Eterno. A ideia de velhice é outro veneno mental. A velhice não é a fuga dos anos; é a aurora da sabedoria. Assim, seus cabelos grisalhos devem indicar sabedoria e maturidade emocional e espiritual. As marcas da idade em seu rosto indicam que você tem muitos talentos, habilidades e conhecimento, que foram se acumulando ao longo dos anos. O Espírito em você jamais envelhece. É o mesmo ontem, hoje e amanhã.

Procure pelo frenesi divino que o limpará de todas as toxinas. Tal como Daniel, mesmo que você esteja numa cova de leões, exalte Deus em seu interior, confiante no Seu infindável poder que é capaz de sanar qualquer situação desagradável.

Há uma história na Bíblia em que se lê:

> Como Ele se encaminhasse para Jerusalém, passava através da Samaria e da Galileia. Ao entrar num povoado, dez leprosos vieram-lhe ao encontro. Pararam à distância e clamaram: "Jesus, Mestre, tem compaixão de nós!" Vendo-os, Ele lhes disse: "Ide mostrar-vos aos sacerdotes." E aconteceu que, enquanto iam, ficaram purificados. Um dentre eles, vendo-se curado, voltou, glorificando a Deus em alta voz, e lançou-se aos pés de Jesus com o rosto por terra, agradecendo-Lhe. Pois bem, era um samaritano. Tomando a palavra, Jesus lhe disse: "Os dez não foram purificados? Onde estão os outros nove? Não houve, acaso, quem voltasse para dar glória a Deus senão este estrangeiro?" Em seguida, disse-lhe: "Levanta-te e vai; a tua fé te salvou." (Lucas 17, 11-19)

Este inspirador relato sobre os dez portadores de hanseníase curados serve para todos nós, pois nos mostra que a doença do corpo tem origem na doença da alma.

Lembro-me de que há muitos anos li uma reportagem sobre o discurso feito pelo Dr. Elmer Hess quando nomeado presidente da American Medical Association. Ele disse que o médico que não acredita em Deus não tem nada a fazer no quarto de um doente. É verdade. Creio que a maioria dos médicos e dos outros profissionais da saúde concorda que a fé em Deus tem um profundo efeito na manutenção da saúde. Lembremo-nos do antigo provérbio que diz: "O médico trata; Deus cura."

A palavra "leproso", na Bíblia, pode ser entendida como um estado impuro, uma mente perturbada com desejos conflitantes, emoções e ideias confusas. Uma pessoa cheia de ódio e rancor é o "leproso" da Bíblia. O termo descreve no texto bíblico uma pessoa doente nos pensamentos, nas emoções e no corpo. A lepra, hoje em dia mais comumente denominada hanseníase, é uma doença progressiva e debilitante, e, para nós, tipifica o estado de uma pessoa que perdeu sua vitalidade, energia, entusiasmo e vigor porque separou-se psicologicamente da Fonte de toda a vida. Vivemos em um estado dito "leproso" quando estamos envenenados por inveja, ciúme, rancor, ódio e desprezo por nós mesmos.

Quando a Bíblia diz que Jesus passava pela Samaria e pela Galileia para chegar a Jerusalém, temos de nos lembrar que cada cidade ou vilarejo citado no Novo Testamento representa um estado de espírito. Portanto, essa subida a Jerusalém refere-se a um processo, aos passos da oração. Nessa passagem, Jesus representa o ideal, o nosso desejo. E esse desejo, quando se torna realidade, é nosso Salvador.

Jesus, nos relatos bíblicos, representa muitas coisas, em geral o nosso desejo, ideal, plano ou propósito, que caminha constantemente pelas ruas de nossa mente, nos chamando para ir em frente e nos elevarmos. Nesse momento, seu ideal, seu desejo e suas imagens mentais estão lhe dizendo: "Levante-se e aceite-me." Quando o desejo que está em seu subconsciente sobe à sua mente consciente e é aceito, você vivencia a verdade da declaração: "Tua fé te salvou." Seu desejo teve de atravessar a Samaria, que significa confusão e perturbação mental, e a Galileia, que é sua mente em conflito, no caminho para Jerusalém, o local da sua realização, mas, para isso, antes você teve de tomar uma decisão: a de que existe um Único Poder, uma Única Presença, um Único Poder Curador.

O numeral dez simboliza o término de um processo, que, obviamente, é a manifestação do Deus interior em sua vida. Vamos analisar esse número: o algarismo um representa o homem ou impulso, que é sua ideia ou desejo. O zero, ou o círculo, simboliza o útero, o ventre, ou a mente receptiva do ser humano. O *I Ching*, o grande tratado filosófico chinês, tem 64 hexagramas. Seis mais quatro somam dez. Portanto, o *I Ching*, como a Bíblia, trata da interação entre os princípios masculino e feminino no seu interior, ou seja, de sua mente racional e seu subconsciente.

Todas as experiências de sua vida resultam da interação entre sua mente consciente e subconsciente. Não existe nenhuma outra causa, poder ou substância no mundo. O subconsciente, ou mente subjetiva, é a parte receptiva do seu ser, que é chamada de "mulher" na Bíblia, o ventre ou útero. Em suma, dez significa a interação entre o elemento masculino e o feminino de sua mente: pensamento e sentimento; ideia e emoção; cérebro e coração, consciente e subconsciente.

Quando eles funcionam em harmonia, de maneira positiva e construtiva, temos um casamento, uma união feliz. A pessoa é bem integrada, saudável, vigorosa e corajosa. Seus pensamentos estão unidos com a verdadeira emoção, com o verdadeiro sentimento.

A verdadeira emoção acompanha o seu pensamento. O coração, ou a natureza subjetiva curadora, deve ser o cálice para receber o amor de Deus, porque é o santuário de sua Sagrada Presença. Ele é o "Santo Graal" que tantos procuraram sem ter noção de que o cálice sagrado está dentro de todos nós. Quando meditamos sobre os valores espirituais da vida, recebemos uma transfusão de amor, fé, confiança e energia, que percorre nossas veias transformando todo o nosso ser. Nossa fé é avivada quando percebemos que tudo depende dela, que é um movimento do Onipotente dentro de nós, e não da fé em um credo, dogma, religião ou qualquer coisa dessa natureza. Temos de ter fé nas leis criativas de nossa própria mente e fé na resposta de uma Suprema Inteligência quando recorremos a ela.

Existe um Único Poder. Quando pensamos em alguma coisa, estamos focalizando o fluxo do Onipotente Poder Criativo nesse ponto de atenção.

Todos nós queremos ir a Jerusalém, que é a cidade da paz que existe dentro de nós mesmos quando alcançamos o ponto onde há a realização, a manifestação. Quando a prece é atendida, existe a paz. A mente não está mais dividida. Agora estamos curados, felizes e alegres. Quem era psicologicamente incapaz de caminhar, agora anda. Quem era doente, agora está sadio. Os dois aspectos, desejo e fé, se tornaram um, e tudo está bem.

Voltando ao número dez, o número sagrado, por ser formado pela linha (um) e o círculo (zero), produz um X somente quando há um conflito da mente. Esse conflito frustrante é resultante de um estado de espírito dual. Você aceita a existência de dois poderes, acredita no bem e no mal e, portanto, vive um dilema. Está havendo uma batalha em sua mente e você não sabe mais em que acreditar porque tudo lhe parece confuso. Você olha para sua vida, seu ambiente, suas circunstâncias e condições e diz a si mesmo: "É inútil, não há saída para mim, sou incurável." Isso é o mesmo que afirmar: "Deus não tem poder para me curar", ou "Deus não conhece a saída", ou, ainda, "Deus (a Suprema Inteligência) não sabe a resposta". Esta é a atitude esperada em um ateu convicto, o que, tenho certeza, não é o seu caso.

Essas afirmações são declarações absurdas. Você está transferindo seu poder para condições externas. Talvez esteja culpando o clima, outras pessoas, ou o azar. Talvez esteja culpando a posição dos planetas no seu mapa astral, as fases da lua ou as estrelas. Ora, Deus criou tudo isso e afirmou que era bom. Todos nós, estrelas, planetas, lua e sol somos constituídos pelos mesmos átomos, com seus elétrons, prótons, fótons etc. Vivemos em um mundo de diferentes frequências, densidades e intensidades. Não existe o mal na natureza, não existe o mal em nada. Tudo depende do modo como você encara esses falsos poderes.

Como você deve usar o verdadeiro poder? Quando o desejo e o medo entram em guerra, seu corpo se torna um campo de batalha, o que resulta em desperdício de energia, causando debilidade nos órgãos vitais, prostração nervosa e esgotamento. Você precisa aprender a não considerar como causa qualquer coisa que exista no mundo manifestado. Tem de saber que não deve exaltar o que foi criado, colocando-o acima do Criador. O único modo de resolver seus conflitos é colocar-se diante do Grande Tribunal, da Presença Divina, do Único Poder. É interiorizar-se, reconhecendo o Espírito que habita dentro de todos os seres vivos. Então, você poderá olhar para os pensamentos negativos, que causam temor e sofrimento, e expulsá-los de sua mente, conscientizando-se de que eles são apenas uma ilusão de poder. Não existe nenhum princípio, nenhuma lei por trás deles; não existe nada para sustentá-los.

Essa atitude é o que os psiquiatras e psicólogos chamam de terapia profunda, que, na Bíblia, significa entrar em Jerusalém, ou seja, atingir o ponto da convicção. O fardo que carregávamos foi removido, porque agora chegamos ao lugar da morte. Morremos para o antigo estado e ressuscitamos para o novo. Eu preciso morrer para o que sou antes de viver o que desejo ser. Portanto, temos de morrer para a pobreza e ressuscitar dentro da grande lei da opulência. Morrer para a doença e ressuscitar para a saúde. Nosso desejo morreu, foi sepultado, e ressurgiu como a resposta às nossas preces.

O grito dos dez portadores de hanseníase do Novo Testamento é o grito de todos os seres humanos, é o apelo da pessoa perturbada, frustrada e neurótica ao Mestre, ou Poder Espiritual interno, que é o único capaz de conceder paz e saúde física, mental, emocional e espiritual. Eles ergueram sua voz, e você ergue sua voz quando se volta com reverência e adoração para a Presença Espiritual interna, que cura todos os males. Você estará dizendo: "Mestre, tem compaixão de nós."

"Ide, e mostrai-vos aos sacerdotes." A palavra "sacerdote" simboliza a percepção espiritual, uma conscientização intuitiva das grandes verdades do Infinito. O sacerdote é aquele que oferece o sacrifício. Todos nós nos transformamos em sacerdotes quando nos afastamos dos falsos deuses e da fonte de todos os venenos que é a irracional mente das massas, de onde vêm tantos medos, superstições e crenças absurdas, para darmos atenção apenas ao único Deus e às suas leis. Nós oferecemos o sacrifício, colocamos no fogo do altar todas as nossas falsas crenças, temores e pensamentos negativos para abrir espaço para o amor, a paz, a beleza e a perfeição. Precisamos dar para receber. Entregamos o rancor e recebemos amor e boa vontade. Entregamos a ideia de pobreza para receber a abundância de Deus. Entregamos o medo para receber a fé em tudo o que é bom.

Como sacerdotes, temos de fazer jejum para que nossas preces sejam mais bem atendidas. Fazemos jejum da dor e nos banqueteamos na paz de Deus. Fazemos jejum da depressão, da autopiedade e da autocondenação e nos banqueteamos com a bondade, generosidade, boa vontade e alegria. Privamo-nos dos sintomas e nos banqueteamos com a visão mental de saúde e felicidade. Privamo-nos das trevas e nos banqueteamos com a luz de Deus, que nos dá todas as respostas. Privamo-nos do carma, do destino, da predestinação ou do azar para nos banquetearmos em Deus, no Eterno Agora, sabendo que o Absoluto não condena, julga, castiga nem por qualquer motivo nos manda doenças, incapacidade física ou mental, ou morte. Sabemos que, apesar de nossas mãos poderem estar molhadas pelo sangue de outrem e apesar de termos cometido crimes hediondos, podemos a qualquer momento nos voltar para a Presença interior, elevando-nos para o coração de Deus, clamando e sentindo que agora somos a pessoa que Deus pretendeu que fôssemos — feliz, equilibrada, pacífica e amorosa.

Não estou falando sobre uma simples prece, uma simples afirmação. Óbvio que não! Estou falando sobre uma real transformação do coração, no qual temos fome e sede do Divino Amor, da Divina Paz, e no qual temos um intenso desejo de nos tornar uma nova pessoa em Deus. Então, o Espírito responderá, porque Ele é eterno, para Ele não existe nem tempo, nem espaço. Por isso é que a Bíblia afirma que podemos mudar num piscar de olhos.

É por isso que vemos alguns criminosos se transformarem profundamente, conquistarem uma nova vida, até mesmo ensinando aos outros como viver.

A prece superficial pouco adianta. Para haver a modificação tem de existir fome e sede de Deus. "Bem-aventurados os que têm fome e sede de justiça, porque eles serão fartos." Esse desejo de mudar, portanto, existe há milhares e milhares de anos. Você pode nunca ter usado as leis da química ou da física, mas, no momento em que usar corretamente o princípio da eletricidade, por exemplo, ele responderá no mesmo instante. Uma lei não pode, de maneira alguma, guardar rancor ou ter desejo de vingança. É por isso que a crença no carma e em coisas similares é tão absurda, tão tola. Ela se baseia na mais crassa ignorância.

Quando tratamos de assuntos relacionados com a mente, também estamos usando uma lei, um princípio. Você pode ter sido um terrível malfeitor, mas, no instante em que decidir sinceramente mudar sua vida entronizando em sua mente um novo conceito sobre si mesmo e sentir a verdade no que está afirmando, a lei responderá, funcionando de acordo com o novo quadro mental, e acontecerá a transformação interna. Você não repetirá os erros do passado, porque morreu para ele e agora é uma nova pessoa em Deus.

Lembre-se de que uma lei é sempre impessoal e não tem favoritos. Para expurgarmos da mente mais profunda os antigos modelos negativos que causaram nossos problemas, temos de deixar a sinceridade e uma nova visão espiritual tomarem conta de nosso ser. As leis da mente não podem nos castigar. Somos nós que castigamos a nós mesmos pelo mau uso da lei. A ignorância é o único pecado que existe, e todas as tragédias e aparentes castigos são consequência dela. Nós apenas vivenciamos uma reação da lei, que colocamos em ação por meio de nossas crenças e pensamentos. Compreendendo essa enorme verdade, nunca mais teremos motivo para desprezar, odiar ou sentir rancor de uma pessoa, por pior que ela nos pareça ser.

Além disso, com a conscientização de que qualquer um de nós pode se interiorizar para pedir o que deseja, não haverá mais motivo para inveja, ciúme ou má vontade. Também não haverá base para termos raiva ou mágoa por quem nos enganou ou prejudicou. Só existirá perda se admitirmos a perda em nossa mente. Basta termos a certeza de que todas as coisas que possamos querer já existem na mente Infinita e estão à nossa disposição.

Pessoas que nos roubam ou nos enganam por meio de fraudes e outros tipos de estelionato são apenas mensageiros nos avisando da necessidade de mudar nosso modo de pensar. Como podemos ter raiva ou rancor dos outros quando nos conscientizamos de que eles são meros instrumentos de nossa própria mente atuando na peça teatral que escrevemos, sem nos dar conta disso, no palco da vida — a nossa mente subconsciente?

É fácil perdoar. Tudo o que temos de fazer é perdoar a nós mesmos por termos pensamentos negativos e destrutivos que nos causam tanto mal. Muitas vezes, sofremos e ficamos remoendo nossas tristezas por causa de alguém que supostamente nos prejudicou, enquanto a pessoa está bem feliz da vida, passeando e se divertindo. Para sanar qualquer situação, como conta a história dos dez portadores de hanseníase, temos primeiro de nos mostrar ao sacerdote. Nós somos o sacerdote e devemos estar sempre entregando o pior para recebermos o melhor. Afaste a atenção dos seus males, dos sintomas físicos, colocando-os no fogo do altar. Saiba e sinta que a Inteligência Viva, que o criou, está agora assumindo o poder, fazendo todos os órgãos e processos fisiológicos do seu corpo se adaptarem ao modelo perfeito que Deus criou para nós, onde só existe harmonia, saúde e paz.

Quando você entra na atmosfera mental de harmonia, saúde e paz, acontece um rearranjo dos seus padrões de pensamento, o que é automaticamente seguido por alterações moleculares na sua estrutura corporal para que ela fique de acordo com o seu novo estado de espírito. Você, então, é transformado, porque recebeu uma transfusão espiritual do poder curador, e agora todos os átomos do seu ser dançam ao ritmo perfeito da música do Eterno.

Entretanto, é verdade que muitas pessoas são mal-agradecidas. Como diz o provérbio, o filho ingrato é mais afiado do que o dente da serpente. Precisamos sempre agradecer, entrar no átrio do Senhor com louvor, chegar à Presença cantando, dando graças e abençoando o Seu nome.

Há pessoas que vivem falando sobre algo que não aconteceu durante um ano inteiro, mas não se lembram de contar sobre as dez ou 12 coisas maravilhosas que lhes aconteceram como resultado de suas preces ou de sua mudança de atitude mental. Temos de dar valor a tudo o que nos acontece de bom, mesmo que se trate de pequeninas dádivas. Um coração agradecido se aproxima de Deus, porque Ele nos leva a um estado mais elevado, um estado receptivo, facilitando nossa sintonia com as Forças Criativas do Universo.

> Um dentre eles, vendo-se curado, voltou, glorificando a Deus em alta voz, e lançou-se aos pés de Jesus, com o rosto por terra, agradecendo-Lhe.

Harvey W. era um dos alunos de um curso sobre a Bíblia que ministrei. Terminadas as aulas, ele me escreveu, dizendo que queria fazer mudanças substanciais em sua vida e, por isso, estava se esforçando para trabalhar numa qualidade que infelizmente lhe faltava: a gratidão. Disse que raramente elogiava alguém e, antes de fazer o meu curso, nunca se dera o trabalho de agradecer a Deus pelas muitas bênçãos que tinha em sua vida. Até então, só pensava no problema que o fizera procurar ajuda — uma doença nos olhos. Então, em sua mente, ele sentiu que estava diante da Divina Presença e começou a repetir: "Obrigado, Pai. Obrigado por minha cura milagrosa." O clima de gratidão e o coração agradecido o fizeram entrar em sintonia com as Forças Criativas do universo. Harvey aquietou as engrenagens de sua mente e começou a imaginar que estava falando com o Rei dos reis, o Senhor dos senhores, dentro dele mesmo. Ficava repetindo seu agradecimento com suavidade, tranquilidade e amor. Habituou-se a adormecer envolto nesse clima mental e conseguiu a cura completa da sua doença dos olhos.

Na linguagem bíblica, Harvey caiu aos pés da Presença Curadora. Cair aos pés de alguém é se humilhar, pondo o intelecto de lado, sabendo que a Infinita Sabedoria e o Infinito Poder estão dentro de você e tudo podem sanar e resolver. Ele compreendeu que essa força é espiritual, eterna e indestrutível, e que tudo o que precisava fazer era entrar em um clima de gratidão pela dádiva já alcançada.

O coração agradecido é a mente que acredita e se alegra diante da prece atendida. Quantas vezes você fez uma compra para ser entregue em sua casa e agradeceu ao balconista ou ao caixa antes de recebê-la? Você sabe que a mercadoria será enviada e confia na organização. Como as promessas de Deus nunca falham, você também pode agradecer por bênçãos que ainda não recebeu. Seja um bom receptor, espere de coração aberto.

Todas as coisas já estão prontas se a mente está pronta. Deus lhe deu ricamente tudo o que existe para você desfrutar. Se Deus o fez rico, por que você é pobre? "Tu estás sempre comigo e tudo o que eu tenho é Seu." Eleve-se até o ponto da aceitação e siga seu caminho com a gratidão pelo prêmio já recebido.

Esqueça-se por algum tempo dos aspectos, condições e circunstâncias boas e satisfatórias de sua vida e procure encontrar o "leproso estrangeiro", que há muito o perturba ou o está irritando neste momento. Talvez seja um desejo não atendido. Volte-se para a Presença Interior, silencie as engrenagens de sua mente. Focalize sua atenção no fato de que o Espírito que habita em você é Deus: a Causa e a Fonte de todo o bem. Então, comece a repetir silenciosamente: "Obrigado, Senhor." Que estas palavras sejam uma doce canção que acalmará sua mente até ela se aquietar no repouso da gratidão. Quando você condicionar sua mente para receber o bem, a resposta virá. Os "leprosos" agora estão purificados. Portanto, que sua principal prece seja: "Oh, Deus, dê-me uma coisa a mais: um coração agradecido."

Também lemos na Bíblia a história do cego de Jericó:

> Quando Ele se aproximava de Jericó, havia um cego, mendigando, sentado à beira do caminho. Ouvindo os passos da multidão que transitava, perguntou o que era. Informaram-no de que Jesus, o Nazareno, estava passando. E ele pôs-se a gritar: "Jesus, Filho de Davi, tem compaixão de mim!" (...)
> Jesus se deteve e mandou que Lho trouxessem. Quando chegou perto, perguntou-lhe: "Que queres que eu te faça?" Ele respondeu: "Senhor, que eu possa ver novamente!" Jesus lhe disse: "Vê de novo; tua fé te salvou." No mesmo instante, ele recuperou a visão e seguia Jesus, glorificando a Deus.

O MÉDICO TRATA; DEUS CURA

Existem muitos exemplos de milagres similares em tempos modernos. Por exemplo, no santuário de Lourdes, na França, está o caso registrado e devidamente autenticado de uma certa madame Beret. Essa mulher era cega de nascença e tinha os nervos ópticos atrofiados, inúteis. Ruth Cranston, uma jornalista investigadora protestante, escreveu sobre as curas acontecidas em Lourdes para a revista *McCalls*, de novembro de 1995:

> Em Lourdes, madame Beret recuperou a vista de maneira inexplicável, já que seus nervos ópticos continuavam atrofiados, como muitos médicos puderam afirmar depois de repetidos exames. Um mês depois, a mulher foi submetida a uma nova bateria de exames e constatou-se que os nervos ópticos e todo o processo de visão estavam normalizados. Todavia, nos primeiros momentos do milagre, como tantos médicos comprovaram, madame Beret estava vendo com olhos mortos.

Eu estive várias vezes em Lourdes e tive a oportunidade de presenciar várias curas. Não há dúvida, porém, que curas milagrosas acontecem em uma infinidade de santuários cristãos e não cristãos, como em lugares santos budistas, maometanos e xintoístas, por exemplo, espalhados por todo o mundo.

Madame Beret, que recebeu o milagre em Lourdes, não foi curada pelas águas que ali brotam, mas por sua crença, expectativa e fé. O princípio curador que habita dentro dela respondeu à natureza de seus pensamentos, sua crença. A crença é um pensamento e significa aceitar algo como verdade. O pensamento aceito pelo subconsciente se concretiza automaticamente. A fé, por sua vez, significa aceitar que aquilo que você está pedindo já aconteceu. Essa mulher foi ao santuário cheia de fé e expectativa, sabendo em seu coração que receberia uma cura. Sua mente mais profunda agiu segundo sua crença. No subconsciente, só existe um Único Poder Curador; nem dois, nem três, nem mil. Nada mais simples. A mente mais profunda atendeu ao desejo de madame Beret e houve a libertação de Forças Espirituais, que restauraram sua visão segundo sua crença.

Deus, a Presença Curadora, que criou os olhos, o cérebro e o processo de visão do ser humano, pode facilmente fazer um nervo morto voltar a funcionar, como aconteceu. O que Deus criou, Ele pode recriar. Nada mais simples.

Curas milagrosas acontecem, embora não sejam alardeadas, em muitos cultos, missas e outras cerimônias religiosas ou filosóficas. Algumas pessoas me contaram que foram curadas nas reuniões que conduzo nas manhãs de domingo. Elas disseram que não estavam em estado de exaltação, nem sequer pensavam na possibilidade de uma cura. Pelas suas palavras, poderíamos imaginar que nem mesmo tinham fé. Daí, surge a questão: como puderam receber uma cura?

Nesse caso, a resposta também é simples. Essas pessoas podiam não estar pensando numa cura no momento da reunião, mas deviam estar se tratando com um médico, psiquiatra, psicólogo ou terapeuta, uma situação que indica o desejo de serem curadas. O desejo é uma oração. Portanto, elas, sem nem mesmo saber, estavam com uma mente muito receptiva para a ideia de recuperar a saúde perfeita. Assim, estavam abertas para receber as preces da plateia que estava assistindo às palestras. Quando pessoas se reúnem em oração, seja em um templo, igreja ou santuário, e afirmam que todos eles estão sendo curados, física ou psicologicamente, que ficarão sãos e perfeitos, elas estão estabelecendo um vínculo emocional e espiritual entre todos os presentes. Então, mesmo os agnósticos e céticos podem ser curados pelo simples motivo de que há um desejo de cura em seu coração e seu subconsciente está receptivo à atmosfera mental e espiritual criada pelos presentes. A ideia é impressa na sua mente mais profunda, e uma cura acaba se manifestando, no mesmo momento ou posteriormente.

Talvez você esteja se perguntando: e se uma pessoa estiver cheia de ódio ou rancor? Ela poderá ser curada em um templo ou num círculo de oração? Naturalmente, se o cano de água que alimenta uma torneira está entupido com gordura, sujeira ou ferrugem, a água não conseguirá correr livremente. E a que consegue passar, estará suja ou contaminada. Por isso, uma pessoa tem de tomar a decisão de abandonar seus rancores e mágoas, seus bloqueios mentais, para que a luz de Deus e as águas do rio da paz possam fluir em sua mente. Com o fim dos empecilhos, ocorre uma inundação de amor e graça, que leva à cura.

A consciência do amor é a mais poderosa força curadora que existe no mundo. O médico, sacerdote, rabino, ministro ou terapeuta que possuir o Amor Divino em seu coração obterá os melhores resultados. Jesus disse ao cego: "Que queres que eu te faça?" Ele respondeu: "Senhor, que eu possa ver novamente." O cego foi específico, porque sabia o que queria e declarou o seu desejo.

A vida está sempre lhe perguntando: o que queres que eu te faça? Sim, qual é o seu desejo? Todavia, milhares de pessoas afirmam constantemente que não há solução para seus problemas, que não há esperança para elas. Elas, muitas vezes, nem sabem exatamente o que querem e, na realidade, estão secretando venenos mentais que irão destruí-las por não abrirem os olhos, não tomarem consciência da necessidade de abandonar a inveja, a raiva, o rancor e a hostilidade para que a Força Curadora penetre na sua mente. Essas pessoas são "mentalmente cegas".

O grito do mundo é: "Que eu possa ver novamente!" Sim, homens, mulheres e crianças deveriam ver novamente. Devia ser ensinado nas escolas, nas universidades e nos lares de todo o mundo onde está o Princípio Criativo da vida e como usá-lo, porque a verdadeira instrução é ter consciência de que podemos recorrer à sabedoria, ao poder, à inteligência da Presença Divina que habita dentro de todos os seres vivos. Então, seu intelecto será ungido pelo Pai Eterno e você viverá de acordo com os ditames do Infinito. Seu eu mais profundo será maior, mais grandioso e mais nobre.

Todos devem aprender sobre a interação entre a mente consciente e o subconsciente. Emerson, o filósofo, dizia: "O homem é o que pensa o dia inteiro." A Bíblia afirma: "Um homem é o que pensa em seu coração." Nós devemos compreender que o Princípio da Vida está pronto para atender nossos desejos, nossos pensamentos, e que, quando pedimos à Infinita Inteligência para nos guiar, dando-nos a resposta perfeita para o nosso caso, automaticamente seremos levados a fazer a coisa certa. O caminho se abre diante de nós. Antes éramos cegos para essas verdades; agora estamos tendo a visão da saúde, da riqueza, da felicidade e da paz de espírito.

A visão é espiritual, indestrutível e eterna. Nós não criamos a visão. Apenas a manifestamos ou liberamos. Podemos ver com os olhos fechados. Vemos em nossos sonhos e em nossas imagens mentais.

Recentemente, uma senhora veio se consultar comigo porque estava com glaucoma, que é o aumento da pressão interna do globo ocular. Eu já sabia que muitas pesquisas feitas em grandes hospitais especializados tinham demonstrado que existia um sentimento de ódio em cerca de 20 a 25 por cento dos pacientes com glaucoma. Naturalmente, a maior ou menor incidência também dependia da suscetibilidade da pessoa. Depois de conversar com a mulher, descobri que ela odiava intensamente sua nora. Dei-lhe uma prece, acompanhada das habituais instruções:

> Entrego minha nora para Deus. Desejo para ela toda a felicidade, paz e alegria divinas.

Ela repetiu essas afirmações até todas as raízes de ódio secarem em sua mente. Após algumas semanas, começou a sentir certo afeto pela nora. Isso vem ao encontro do que costumo ensinar: o verdadeiro amor dissipa tudo o que é diferente dele. Oramos juntos várias vezes e essa senhora se abriu para a verdade, tornando-se receptiva. Ela passou a orar frequentemente, usando a seguinte meditação:

> Meus olhos são olhos de Deus e agora minha visão está perfeita. A Suprema Inteligência que fez os meus olhos agora está controlando seus processos e funções, e os processos de todo o meu organismo. Sei e acredito que minha verdadeira visão é espiritual, eterna e indestrutível. Eu agora só vejo a verdade, só ouço a verdade e amo a verdade. Vejo Deus em todas as pessoas e em todas as coisas.
>
> Meus olhos refletem a glória, a beleza e a perfeição do Infinito. É Deus quem olha através dos meus olhos, e Ele vê suas próprias ideias de perfeição. O poder do Espírito Santo, que harmoniza, revitaliza, energiza e cura, permeia cada átomo, célula, tecido e músculo dos meus olhos, tornando-os íntegros, puros e perfeitos. O modelo divino agora está se manifestando nos meus olhos e cada átomo do meu ser está se movimentando para se adaptar a esse modelo. Obrigada, Pai.

A mulher deixou essas verdades se aprofundarem no seu subconsciente. Em pouco tempo, houve uma cura. Ela cooperou em tudo com o seu oftalmologista, fazendo o tratamento recomendado, e no final de alguns meses, deixou até de usar um simples colírio. O médico contou-lhe que a pressão ocular estava normalizada. Ensinei a essa senhora como deveria agradecer pela cura: "Vejo melhor agora física, mental e espiritualmente. Agradeço a Deus de todo o meu coração."

Resumo do capítulo

- Todos os homens e mulheres possuem em seu interior o mesmo Poder Curador que existia na época dos milagres do Novo Testamento. Ele é Onipresente e está à nossa disposição para realizar o que chamamos de milagres em nossa vida. O milagre não prova o que é impossível. Um milagre é a confirmação do que é possível. Amor, paz e alegria não tiveram começo nem terão fim. A Harmonia foi o princípio da vida e sempre existiu.
- O primeiro passo da cura é parar imediatamente de ter medo das condições que estão manifestadas. O segundo passo é tomar consciência de que essas condições são o resultado de um antigo modo de pensar e não têm mais poder para continuarem existindo. O terceiro é exaltar Deus no meio de nós, vivo e atuante aqui e agora, e o Seu poder de curar. Você agora decretou que a condição debilitante é falsa. Elevando-se para se ver como deveria ser, estará atraindo o estado ideal para você.

- Nossa fé é avivada quando percebemos que todas as coisas são feitas pela fé, que é um movimento do Onipotente que habita dentro de nós, não a fé em um credo, dogma, religião ou filosofia. Temos de ter fé nas leis criativas da nossa mente, na resposta da Suprema Inteligência que nos será dada quando pedirmos.
- No momento em que você decidir sinceramente mudar sua vida, entronizando um novo conceito sobre você mesmo em sua mente e sentir que isso é verdade, as leis da mente começarão a atuar de acordo com o novo modelo que foi criado em seu subconsciente. Essa é a transformação interior. Não haverá a repetição dos erros do passado, pois você é uma nova pessoa em Deus.
- Quando você entra no clima mental de harmonia, saúde e paz, ocorre um rearranjo dos seus padrões de pensamento, seguido automaticamente por modificações moleculares da estrutura do corpo para que fique de acordo com o novo modelo mental. Você agora está transformado, porque recebeu uma transfusão espiritual do poder curador libertado pela sua prece, e cada átomo do seu ser está dançando no ritmo do Eterno.
- Focalize seu pensamento no fato de que o Espírito dentro de você é Deus, a Causa e a Fonte de tudo o que é bom. Então, agradeça, repetindo: "Obrigado, Pai", muitas e muitas vezes, com profunda emoção, como se fosse uma canção de ninar, até sua mente ficar plena de um doce e sincero agradecimento.

CAPÍTULO 8
Viva sem tensão

O Dr. Hans Selye do Instituto de Medicina e Cirurgia Experimental da Universidade de Montreal demonstrou amplamente os efeitos destrutíveis da tensão, do estresse, da preocupação e da ansiedade sobre o sistema geral de defesa do corpo, chamado de sistema imunológico. Ele afirmou que se a tensão mental não for temporária e passageira, e persistir semana após semana, as glândulas suprarrenais, inicialmente, tentam se adaptar à situação aumentando sua produção de hormônios, o que perturba todos os outros processos do organismo não relacionados com a defesa.

Inevitavelmente, se o estresse persistir além dessa etapa de adaptação, o indivíduo pode desenvolver artrite, diabetes ou qualquer outra doença de fundo emocional, chamadas de psicossomáticas, porque as glândulas suprarrenais entram em colapso e ficam esgotadas, o que causa a mudança de sua cor, de amarelo para marrom. Podem aparecer úlceras no aparelho digestivo e a resistência às mudanças de temperatura e aos diferentes tipos de doenças e ferimentos diminui de maneira notável. Se o indivíduo não for vitimado por alguma infecção, provavelmente sofrerá de doenças cardíacas, circulatórias e renais, que, atualmente, são os maiores assassinos do ser humano.

O trabalho do Dr. Selye demonstrou que o sistema imunológico tem capacidade para enfrentar de maneira eficaz um ataque de cada vez. Suponhamos que houve a fratura de um membro, o que, naturalmente, causa dor, resultando em tensão mental. O sistema de defesa ativa centenas de processos especializados para reparar a fratura. Mas se no meio desse trabalho de renovação houver outra tensão causada pelo pavor, por exemplo, o membro quebrado não se recuperará de maneira satisfatória, e aumentará muito a probabilidade de infecção.

Em caso de doenças, a cura é interrompida e o mal se tornará crônico.

Assim, se nosso sistema de defesa estiver mobilizado por uma tensão mental de origem não física, a resistência a novas tensões impostas por enfermidades como resfriados, gripes e pneumonia se tornará cada vez menor.

Se você está sempre imaginando que vai perder seu emprego, por exemplo, ou que não conseguirá pagar as prestações de sua casa, está fazendo esses medos imaginários colocarem suas glândulas suprarrenais e sua glândula hipófise em ação, produzindo uma quantidade maior de hormônios que interferirão com os processos químicos do seu organismo. O acúmulo se dá porque eles não encontram uma causa física para combater, seja um acidente, uma lesão ou invasores como vírus e bactérias, que resultaria no seu esgotamento e posterior retorno aos níveis normais. Em vez disso, essas substâncias ficam circulando no seu corpo, perturbando todos os processos químicos da fisiologia do organismo.

Um jovem residente vivia preocupado com o futuro na carreira de medicina, que lhe parecia nebuloso. Sendo de família modesta, estudara com sacrifício e não conseguira ingressar em uma universidade de primeira linha. Não tinha amizade nem contato com pessoas que pudessem facilitar seu progresso e sabia que não era um profissional brilhante, embora fosse muito esforçado. Só via à sua frente a possibilidade de se tornar um empregado em algum hospital geral. Quando veio me procurar, estava com os nervos em frangalhos e a saúde abalada por causa da preocupação e tensão constantes. Eu o ensinei a se imaginar ocupando um cargo de chefia em um importante hospital e tendo um consultório suntuoso no melhor ponto da sua cidade. Ele criou um filme mental onde se via sendo cumprimentado por pessoas da elite e por muitos médicos que externavam admiração pelos seus êxitos, e dedicou toda sua atenção a ele, repetindo-o várias vezes durante o dia. Sempre que sentia que estava começando a se preocupar como antes, visualizava as imagens de sucesso.

Com o passar das semanas, um poder mais alto se movimentou em seu favor, honrando seus sonhos e tornando-os realidade. Um dos chefes do setor cirúrgico do hospital em que trabalhava como residente o convidou para ser seu assistente e, daí em diante, sua carreira deslanchou, e ele tornou-se um médico conceituado e rico. É assim que se modifica um hábito de preocupação; é assim que uma imagem criada para você mesmo se torna verdadeira.

Não se permita sofrer de ansiedade crônica ou viver eternamente tenso. Não passe as melhores horas de sua vida olhando para os problemas. Corte todo tipo de pensamento negativo. Sua mente não pode funcionar com harmonia quando você está tenso, por isso, quando estiver diante de um problema, focalize sua atenção em uma imagem mental de tranquilidade e bem-estar. Não temos como lutar com um problema, podemos apenas superá-lo. Para liberar tensões e pressões, saia para caminhar, faça um longo passeio de carro, desenhe ou comece um trabalho manual, leia um capítulo da Bíblia ou de outro livro de espiritualidade para desenvolver autoconfiança e paz interior. Leia e releia várias vezes, prestando atenção em cada palavra, no significado de cada frase.

Agindo dessa forma, você não sofrerá de estresse e uma calma interior pouco a pouco irá permear sua mente. Você se tornará pacífico e equilibrado.

Existe algo que você deve fazer assim que acordar pela manhã. Volte-se para a Presença de Deus em seu interior numa prece de agradecimento. Tome consciência de que Deus é a Infinita Inteligência e a Infinita Sabedoria que ficou cuidando de você durante o seu sono. Relaxe o corpo e trave um diálogo com seu Eu Superior, como uma criancinha que confia inteiramente em Seu protetor, com a certeza de que a Divina Presença está sempre pronta para auxiliá-la e curá-la.

Em seguida, afirme com todo o seu coração:

Obrigado, Pai, por este dia maravilhoso. Hoje é o dia de Deus. Ele está cheio de paz, alegria, felicidade e sucesso. Tenho as melhores expectativas sobre este dia. A sabedoria e a inspiração do Todo-Poderoso me regerão durante o dia inteiro. A Infinita Inteligência é minha sócia. Tudo que eu fizer terá excelente resultado. Acredito que a Infinita Inteligência está me guiando agora. O amor divino satura minha alma.

Agir assim é voltar o olhar para as montanhas de onde vem o nosso auxílio, como diz uma das mais inspiradoras passagens da Bíblia. As montanhas representam os poderes, as qualidades e os atributos do Deus que está em nosso interior.

Agora, vamos à terceira etapa. Afirme com ousadia:

Estou cheio de confiança na bondade de Deus aqui, na terra dos vivos. Sei que a Infinita Inteligência está cuidando de mim em todos os minutos do dia e em qualquer lugar. Sei que Deus está em ação em todas as fases de minha existência e a Divina Lei e a Divina Ordem reinam supremas em minha vida.

Você deve tornar um hábito seguir essas três etapas todas as manhãs, antes de começar seus afazeres diários. Quando pensamentos de preocupação ou ansiedade vierem à sua mente, substitua-os por qualquer pensamento espiritual vindo dessas etapas e sua mente será condicionada para a paz, o equilíbrio, a serenidade e a tranquilidade.

O Dr. Paul du Voir, um famoso psiquiatra suíço, que atendia pessoas de todos os países do mundo, dava aos seus clientes que sofriam de estresse, tensão ou ansiedade algumas palavras que deveriam usar constantemente. Seu tratamento era conhecido como a terapia das palavras. Ele afirmava que palavras como tranquilidade, vitória, paz ou serenidade tinham o poder de liberar os poderes do subconsciente, que iriam se tornar ativos e potentes na vida da pessoa. É uma terapia extremamente interessante. Comece a colocá-la em prática agora mesmo.

Os danos causados por tensão, estresse e ansiedade são inúmeros. Milhões de pessoas em todo o mundo sofrem desses males. Parece que metade da população do mundo está sempre esperando que tudo dê errado. Ora, a causa primária dessa atitude é a falta de fé no Infinito, no Eterno, no Absoluto. Elas se preocupam com uma infinidade de coisas que jamais irão acontecer e estão sempre prontas a desfiar os motivos pelos quais surgirão os eventos ruins, sem dar um único motivo para algo de bom ocorrer. A preocupação e a ansiedade constantes debilitam seu organismo, o que, como seria de esperar, resulta em distúrbios físicos e mentais.

Um homem me disse certa vez:

— Estou profundamente preocupado com o futuro da minha farmácia. Os negócios andam bem agora, mas não sei se essa fase vai perdurar. Se houver uma queda no faturamento, posso ter de fechar. O que farei então? Minha cabeça parece estar fervendo. Não consigo dormir direito e me sinto exausto.

— Conte-me qual é a natureza do seu problema nos negócios — disse eu, querendo compreender melhor a situação.

— Oh, não tenho queixa do movimento, mas meu medo é que isso mude. Fico nervoso e acabo perturbando minha mulher. Ouço tantas notícias sobre estabelecimentos que tiveram de fechar as portas que não consigo deixar de me preocupar com uma possível falência.

Esse homem, na verdade, não tinha problemas financeiros. Tinha bons lucros com a farmácia e uma conta bancária invejável. Pelos padrões do seu ramo de negócios, estava prosperando e poderia até pensar em abrir uma filial.

Entretanto, suas constantes imagens mentais negativas estavam lhe roubando a vitalidade, o entusiasmo e a energia. Pior ainda, ele mesmo estava causando seu enfraquecimento, que o deixaria menos capaz de enfrentar qualquer adversidade que talvez viesse a ocorrer.

Expliquei ao farmacêutico que se ele continuasse se preocupando dessa maneira, acabaria atraindo as condições que tão firmemente contemplava, porque não há dúvida de que "atraímos para nós aquilo que mais tememos", como eu já disse tantas vezes. Não havia nada de errado em sua vida a não ser a falsa crença que abrigava em sua mente, a qual fortalecia com suas visualizações negativas, esquecendo-se de que podia controlar seus pensamentos e sua vida.

Dei-lhe a seguinte receita espiritual, que deveria seguir de maneira regular e sistemática, várias vezes por dia:

Meu negócio é o negócio de Deus. Deus é meu parceiro em todos os meus negócios. Deus, a Suprema Inteligência que vive em mim, está fazendo meu negócio prosperar maravilhosamente. Afirmo que todos os que trabalham comigo em minha farmácia têm ligações espirituais com seu crescimento e prosperidade. Sei disso e me rejubilo com seu êxito e felicidade. Resolvo todos os meus problemas confiando na Infinita Inteligência que habita em meu subconsciente, sabendo que ela me revelará a resposta. Repouso em segurança e paz. Estou cercado de amor, paz e harmonia. Sei que todas as minhas relações comerciais estão de acordo com a lei da harmonia. A Infinita Inteligência me revela as melhores maneiras de me relacionar com meus clientes e fornecedores. Trabalho em harmonia com os outros para que a felicidade, a prosperidade e a paz reinem supremas. Quando pensamentos de preocupação ou medo vêm à minha mente, afirmo imediatamente: "Não temerei nenhum mal, pois Tu estás comigo."

Esse homem começou a reservar dez ou 15 minutos durante a manhã, a tarde e a noite para reiterar essas verdades, sabendo que por meio desse hábito saudável ele recondicionaria sua mente para ter pensamentos construtivos. Sempre que uma dúvida surgia em sua mente, ele logo afirmava: "O Divino Amor está fluindo em minha alma." Ele me contou que um dia repetiu esta frase cerca de mil vezes. Pouco a pouco, a preocupação e a ansiedade crônicas, que se repetiam com monótona regularidade, foram se dissipando e dando lugar a uma alegre liberdade.

O estresse em si não é mau. É o excesso de estresse que causa os males. Pense no que acontece com um ator. Ele sempre fica tenso antes de entrar no palco. É um estado natural, porque foi preciso acumular energia para expressar as emoções do seu personagem. Mas isso é um estresse construtivo. Esse acúmulo energético foi sendo construído ao longo dos ensaios. É algo semelhante ao que acontece com um relógio de corda. Se você der corda em excesso, a mola poderá quebrar, mas se a corda for dada conforme o padrão estabelecido pelo fabricante, o relógio trabalhará de forma regular, rítmica e harmoniosa. Eu, assim como qualquer pessoa que vai falar em público, sempre fico um pouco tenso antes de começar. Não há nada de errado com isso, porque, no instante em que começo a falar, a energia acumulada flui regularmente, como o tique-taque do relógio. Além disso, olho para a plateia e penso: "Eu irradio amor, paz e boa vontade para todos vocês. O amor de Deus os envolve. Deus pensa, fala e age através de mim. Minhas palavras curam, abençoam e inspiram todos que me ouvem. Elas elevam e dignificam a alma." Essa atitude acaba com toda tensão e ansiedade, porque preencho minha mente com as verdades de Deus, e elas expulsam tudo o que é diferente Dele. A plateia, por sua vez, é abençoada, pois se mostra aberta e receptiva.

Todos nós experimentamos momentos de estresse, tensão e ansiedade. Você sabe que os grandes aviões que transportam centenas de pessoas e viajam por milhares de quilômetros também têm de descansar? É o que dizem os cientistas, que conhecem o fenômeno chamado de fadiga do metal, resultante do excesso de tensão nas várias partes da aeronave.

Agora, porém, tenho de salientar um ponto. Viver em perpétuo repouso e perpétua paz é existir sem viver. Fala-se muito em paz de espírito, mas paz de espírito não significa inatividade, e sim que você está sendo criativo, está assumindo o controle das situações, está se expressando adequadamente, arregaçando as mangas e remando o barco. É evidente que ganhará algumas bolhas nas mãos, mas ao agir com a mente tranquila você está sendo construtivo, harmonioso, tornando-se capaz de libertar seus talentos aprisionados, está fazendo as coisas acontecerem. Isso é que lhe dá a paz e a satisfação interiores, além da harmonia de espírito. Ficar sentado numa cadeira de balanço sem fazer nada só resulta em frustração e neurose.

Você está neste mundo para se expressar, para arregaçar as mangas, para se envolver com os acontecimentos, ajudar outras pessoas e colocar seus talentos em prática. Deus nos deu Ele mesmo e isso é maravilhoso. Ele nos concedeu seus atributos, qualidades e poderes. Estamos aqui para usar esses dons a fim de darmos vida aos nossos desejos e ideais, a fim de criar. Seja você um ator, cantor, diretor de cinema, escritor, médico, engenheiro, motorista ou cozinheiro, está neste mundo para servir, e quando alguém não serve seu próximo, quando não expressa suas qualidades e talentos, fica cada vez mais tenso, ansioso e frustrado, e acaba se tornando cem por cento neurótico.

Você é um ser espiritual que vive em um mundo material. Você não vive em seu corpo. É seu corpo que vive em você como uma ideia. Seu corpo não é realmente sólido como você talvez imagine. Ele é formado de energia, como se fosse uma onda de luz. Seu espírito e sua mente são a causa; seu mundo é um efeito. Por isso, seu corpo — que significa seu corpo físico, seu ambiente, sua posição social, seu relacionamento com os outros — não passa de um reflexo matemático do seu habitual modo de pensar e imaginar. Em outras palavras, você é sua crença materializada.

Frequentemente, ouço pessoas dizerem: "Não suporto mais o ritmo deste mundo moderno. É uma corrida insana, um estouro da boiada, quem precisa parar acaba atropelado. Estou com os nervos em frangalhos. Não consigo mais dormir e preciso tomar tranquilizantes." Outras afirmam: "Tenho de tomar duas ou três doses de uísque antes de dormir para poder relaxar", ou "Chego em casa tão tenso que nem consigo conversar com a família se não tomar uma cerveja". Creio que você já ouviu muitas frases parecidas.

Entretanto, se você quer vencer o estresse e a ansiedade, precisa visitar frequentemente o mundo espiritual que está em seu interior para encontrar beleza e inspiração. Conscientize-se de que o Poder Maior está ao seu alcance e clame pela sua orientação. Você se sentirá refrescado, revitalizado e fortalecido. "Ele me invocará e eu responderei. Na angústia, estarei com ele. Eu o protegerei porque tu conheces meu nome." Como eu já expliquei tantas vezes, o nome de Deus, nesse sentido, significa Sua natureza, que é atender os clamores dos Seus filhos. A qualquer momento você pode voltar seus olhos para a montanha, para o Monte Santo, para a Infinita Inteligência, a Ilimitada Sabedoria e o Infinito Amor e pedir a realização dos seus desejos. Entrando em contato com o Eterno que vive em seu interior, você sentirá o orvalho divino se depositar nas áreas ressequidas de sua mente, devolvendo-lhes a fertilidade. Esse é o maná que vem do Céu — o Céu de sua mente —, o alimento invisível, intangível, que o inspira, revigora e ilumina.

Quando se sentir ansioso ou pressionado pelas tensões do mundo moderno, volte-se para as verdades eternas que estão no seu interior. Pense na harmonia absoluta no amor, ilimitado amor, na inteligência infinita que faz o sol brilhar, os planetas seguirem suas órbitas, a Terra girar em torno do seu eixo, de maneira sistemática e inabalável. Pense nas maravilhas do universo e conscientize-se de que essa Ordem Divina pode, e deve, existir em sua vida.

Podemos fazer qualquer coisa por meio do Poder de Deus, que está à nossa disposição. "Tudo posso naquele que me fortalece." Com isso, conseguiremos enfrentar corajosamente qualquer tipo de problema. Diga:

> Deus é maior que qualquer perturbação. O problema está aqui, mas a Divina Inteligência também está aqui. Portanto, estou destinado a superar as tribulações, estou destinado a vencer. Nasci para ser vencedor. O Infinito jamais fracassa.

Comece a meditar sobre as grandiosas e imutáveis leis da vida e você será capaz de enfrentar seus desafios com fé e confiança, sem sucumbir às pressões e tensões. Agindo dessa maneira, será transportado para longe do estresse e encontrará a serenidade de espírito. Uma das grandes leis diz: "Você é o que contempla, você se torna o que imagina." Por isso, medite sempre sobre as grandes verdades, e elas se tornarão ativas e potentes em sua vida.

Convença-se de que, neste universo, tudo passa. Ninguém pode ficar frustrado eternamente. Ninguém pode ficar doente eternamente. Ninguém pode se sentir deslocado eternamente. Se está calor, mais cedo ou mais tarde o clima vai esfriar; se está chovendo, mais cedo ou mais tarde a chuva vai parar. Nada é para sempre. Tudo passa. A certeza de que nada é eterno neste mundo em que vivemos e de que agindo da maneira correta podemos mudar nosso futuro, nos traz tranquilidade.

Conta uma antiga lenda que um rei da Pérsia queria mandar gravar num anel uma frase que lhe trouxesse serenidade em momentos de exagerada euforia ou depressão. Para isso, convocou os mais renomados astrólogos de sua época. "Quero uma máxima, um breve pensamento que poderei ler a qualquer momento." Depois de muito confabularem, os astrólogos chegaram a uma decisão. Entregaram ao rei uma pesada aliança de ouro onde estava escrito: "Isto, como tudo, também passará."

Interiorize-se contemplando a resposta aos seus problemas e ela virá. Quando o medo ou a aflição baterem à sua porta ou surgirem preocupações com suas finanças, família, saúde ou futuro, lembre-se de que nada dura para sempre e pense em solucionar seus problemas agora mesmo. Vá para o mundo espiritual, encontre-se com a Infinita Presença, o Eterno Amor e a Infindável Sabedoria, porque a verdade está lá. Nunca se esqueça também de que não existe nada bom ou ruim por natureza. É o pensamento que faz as coisas serem boas ou más. Quando não existe opinião, não existe sofrimento. Quando não existe julgamento, não existe dor.

Suponha que você abra o jornal de manhã e leia a notícia sobre um homem que se suicidou. Você não tem opinião sobre o assunto, porque não conhece a pessoa e não sabe o que o levou a isso. O natural é não se deixar abalar pela manchete. Você pode até sentir pena dessa pessoa, mas, se ficar remoendo sobre o acontecido, estará criando uma tensão que lhe será prejudicial, que vai poluir seu próprio ambiente mental. Então, não é a notícia que o está perturbando, é você mesmo que está se perturbando. Em outros casos, como o estresse causado por um trabalho que tem prazo para ser entregue, ou por um emprego que não lhe agrada, é você que está criando o estresse, não suas tarefas. Você pode ser presidente, vice-presidente ou gerente de uma companhia. Não é o seu cargo que lhe cria problemas, é o modo como você trabalha. O estresse é sua reação ao trabalho. Se está com raiva do seu emprego, do seu chefe ou de seus colegas, se está trabalhando com hostilidade, medo ou ansiedade, certamente será vítima da tensão ou estresse, porque está projetando esses sentimentos negativos na sua atividade profissional e nas pessoas que o cercam.

Faça o que estiver fazendo da melhor maneira possível, com amor e boa vontade, porque tudo o que você pensar será projetado no seu ambiente. Se tiver grandes sonhos, ideais e aspirações, você precisa manifestá-los para que eles transpareçam em seu corpo, sua fala, seus gestos, maneirismos e atividades em todas as fases de sua vida. Assim, estará administrando o estresse e as tensões naturais da existência humana, sem ser vítima deles.

Você se recorda da época em que centenas de pessoas deixavam as cidades para viver em comunidades, onde, supostamente, teriam uma vida mais natural, livres do estresse do mundo moderno? Essa gente imaginava que iria cultivar seus próprios alimentos e viver de acordo com filosofias exóticas. Entretanto, a maioria dessas pessoas acabou se afundando na maconha e em outras drogas, um número enorme delas vive à custa de pensões do governo para cidadãos em estado de miséria e as crianças nascidas nesses grupos não tiveram uma criação adequada e, atualmente, são vítimas da tensão resultante de se sentirem deslocadas no "mundo real".

Todos estamos aqui para servir, todos estamos aqui para pôr a mão na massa, contribuindo para a melhoria da humanidade. Quem não realiza essa tarefa divina que nos foi imposta no nascimento acaba se sentindo culpado. Com a culpa vem o medo, e com o medo vem a ideia de merecer castigo. Por isso, mesmo pessoas vivendo no mais absoluto luxo são vítimas de tensão excessiva. Vivemos em um mundo ao mesmo tempo objetivo e subjetivo, e é preciso haver equilíbrio entre os dois. Se, por exemplo, uma pessoa vive enfronhada na metafísica, só faz ler livros sobre o tema e obras filosóficas, sem aplicar seus talentos no mundo que a cerca, sem ter amor, criatividade, lazer e alegrias, deve ser considerada um ser estranho, sectário e doente, porque nela não há o equilíbrio.

Por outro lado, se alguém está envolvido apenas com a dimensão fenomênica, o mundo em que vivemos, preocupando-se simplesmente em ganhar muito dinheiro e ser rico, muito rico, rejeitando ou se esquecendo dos valores espirituais, ele também é um ser esquisito e doente, um crasso materialista, e esse desequilíbrio o faz correr atrás de tranquilizantes e sedativos, que pouco fazem para ajudá-lo. O fato é que, quando passa o efeito da maconha ou do tranquilizante, essa criatura se vê obrigada a reconhecer que a infecção está em sua própria mente.

O mundo interior é um mundo de pensamentos, sentimentos e emoções, de planos, propósitos e aspirações. Esse é um mundo real, tão real como o mundo exterior. O espírito sem forma é nada, e a forma sem espírito é nada. Um hoje bem vivido faz o ontem ser apenas um sonho e o amanhã ser uma visão de esperança. Este é um ensinamento sânscrito. Portanto, execute suas tarefas dizendo:

> Posso fazer tudo sem tensões ou pressões por intermédio do Poder Divino que me fortalece. Eu irradio amor, paz e benevolência sobre todos os que me cercam. Hoje estou divinamente inspirado. O espírito do Altíssimo navega nas águas plácidas da minha mente, e tudo o que faço contribui para minha prosperidade, tanto mental quanto material. Como diz a Bíblia: "Eu vim para dar-vos vida, e vida em abundância."

A causa do estresse e da ansiedade não está na obra, quer se trate da construção de uma casa, de um trabalho relacionado com vendas ou com o ensino, por exemplo. A causa é o trabalho executado com desagrado, ansiedade, rancor ou hostilidade. Esses sentimentos projetam nossa própria desordem e confusão mental sobre nossa família e todos os que nos cercam, e a situação desagradável resultante aumenta ainda mais o estresse.

Um engenheiro, uma vez, me contou que se viu diante de um projeto extremamente difícil.

— Procurei uma passagem da Bíblia e escolhi: "Eu Sou me enviou até vós", palavras do Senhor para Moisés no livro do Êxodo. Baseei minha atitude mental nesta passagem.

Em outras palavras, o engenheiro encarou o difícil projeto como uma missão que Deus lhe confiara. A Suprema Inteligência me trouxe a este mundo para resolver esse problema, e eu vou encontrar a solução certa.

Quem assume essa atitude está lutando corajosamente contra a adversidade. Isso libera as tensões e traz uma sensação de paz. Como seria de esperar, o engenheiro foi muito bem-sucedido no seu trabalho.

Tensionar é o mesmo que esticar. Lembro-me de que um soldado me contou que um dos seus companheiros caiu num despenhadeiro e ele tentou salvá-lo puxando-o com uma corda. Todavia, a corda era curta e, apesar de todo o seu esforço, ela esticou demais com o peso do rapaz acidentado e acabou se rompendo. O salvamento acabou sendo feito por meio de um galho de árvore. Foi o excesso de tensão na corda que provocou seu rompimento. Você nunca deve deixar sua tensão aumentar e se arriscar a sofrer um colapso nervoso, que é o equivalente ao rompimento da corda. Se você sentir que está estressado demais, tome alguma atitude para diminuir o peso que está "esticando a corda". Saia de casa, caminhe por algumas horas, passe um fim de semana em outra cidade. Você voltará mais relaxado e com a mente mais tranquila.

Pense em você como sendo um filho do Infinito. Diga sempre: "Tudo posso fazer com o auxílio do Poder Divino que me fortalece." Isso fará com que sua "corda" seja muito mais comprida e elástica, e você poderá erguer seu fardo sem grandes esforços. Você nasceu para vencer, e todas as reservas da força de Deus estão à sua disposição.

Ninguém é fraco ou inadequado. Diga simplesmente: "Um somado com o Infinito constitui uma maioria. Se o Infinito está comigo, quem, neste mundo, pode ser contra mim?" Sim, o Infinito está dentro de você e tem todas as respostas. Se, em alguma ocasião, você se sentir pressionado pelas circunstâncias, conscientize-se da presença do Infinito, que está em seu interior esperando em sorridente repouso, pronto a atendê-lo. Diga: "Eu e meu Pai somos um; o mesmo Espírito que rege o universo, as galáxias e os planetas está dentro de mim."

Walt Whitman, o grande poeta norte-americano, escreveu: "Eu sou grande, e eu contenho multidões", querendo dizer que todos os poderes divinos estavam dentro dele. E, de fato, apesar de a maioria dos seres humanos acreditar que é insignificante neste universo, a verdade é que estamos adormecidos para os infinitos poderes em nós.

Quantas vezes você já assistiu ou leu reportagens fantásticas, como aquela sobre uma mulher pequenina que foi capaz de levantar um automóvel para libertar o marido preso nas ferragens, ou a da mãe que lutou com um jacaré para arrancar o filho da sua mandíbula assassina? De onde veio esse poder? Ora, o poder sempre esteve dentro delas e, numa emergência, tomadas pelo intenso desejo de salvar seu ente querido, esquecendo-se de suas supostas limitações, elas inconscientemente recorreram às forças do Poder Infinito presente no seu interior. Deus nos deu a vida e deu-se para nós. Nele nós existimos e nos movimentamos. Ele vive e se movimenta dentro de nós. Todo o poder, o amor, a verdade e a beleza do Infinito estão sempre dentro de nós.

Sim, estamos equipados para lidar com qualquer situação, por pior que nos pareça. Você nunca será presenteado com um problema impossível de ser resolvido, porque o Infinito está no seu interior, pronto para ajudá-lo em todas as circunstâncias. Você tudo pode porque é seu próprio salvador, e o poder salvador está dentro do seu ser.

Recebi uma carta de uma mulher que dizia: "Meu marido passa o dia afundado numa poltrona e não faz nada a não ser beber cerveja. Ele não trabalha e vive choramingando e resmungando que nada dá certo na sua vida. Já não estou aguentando essa moleza, essa falta de iniciativa. Meu médico afirmou que, por causa da preocupação e do estresse, estou com neurose de ansiedade. Sofro de asma, problemas de pele e pressão alta, e meu estado geral de saúde está cada vez pior. Meu marido está me matando."

É óbvio que o marido não tinha nada a ver com os problemas dessa senhora. Eles eram causados pela reação dessa senhora diante da situação que vivia. Eu respondi sua carta, explicando-lhe que, atualmente, nenhum profissional da saúde duvida de que muitas doenças de pele, asma, alergias, problemas cardíacos e diabetes, além de inúmeras outras enfermidades, sejam causados pela preocupação crônica, pela tensão emocional, que é outro nome para neurose de ansiedade. Eu também lhe enviei uma prece com muitas afirmações positivas para que ela as repetisse todos os dias, sempre abençoando seu marido.

Meu marido é um homem de Deus. Ele é divinamente ativo e está prosperando e encontrando a paz, a alegria e a felicidade.

Ele está se expressando plenamente e ocupa seu verdadeiro lugar no mundo. A sobriedade e a paz de espírito reinam supremas em sua vida. Ele tem uma ótima renda mensal. Eu agora o visualizo chegando em casa à noite, me contando o quanto está feliz no seu novo emprego. O Infinito tornará realidade todas essas afirmações.

Incluí em minha carta uma segunda prece, que ela deveria fazer com profunda emoção e repetir mentalmente pelo menos seis vezes ao dia, até seu subconsciente absorvê-la. Ao fazer a prece, deveria criar uma imagem mental do seu médico lhe dizendo que agora ela estava em perfeita saúde. Eis a outra prece:

As dádivas de Deus agora são minhas. Uso cada momento do dia para glorificar o Infinito. A harmonia, a paz e a abundância infinitas são minhas. O Amor Divino está me curando agora e se irradia de mim e abençoa todos os que entram em contato comigo. Não tenho medo de nada porque o Infinito está dentro de mim. Estou sempre cercada por um círculo sagrado de Divino Amor e Divino Poder. Afirmo, clamo, sei e acredito, sem dúvida nenhuma, que a Suprema Inteligência está constantemente guiando, curando e cuidando de todos os membros de minha família e de meus entes queridos. Perdoo a todos pelas mágoas que possam ter me causado e com total serenidade irradio amor, paz e benevolência sobre o meu próximo. A paz ocupa o centro do meu ser. É a paz do Infinito, que espera meus pedidos em sorridente repouso. Nessa tranquilidade, sinto o amor, a força e a orientação de Deus. Sou divinamente guiada em todos os meus caminhos. Sou um canal limpo e desobstruído para a luz, o amor, a verdade e a beleza do Eterno. Sinto o rio da paz fluindo através de mim. Sei que todos os meus problemas estão se dissolvendo e desaparecendo na Presença de Deus em mim. Todos os caminhos me levam a destinos repletos de paz e prazer. Eu me rejubilo na Presença de Deus e agradeço do fundo do meu coração, sabendo que meus clamores serão atendidos.

Algum tempo depois recebi uma carta dessa mulher, contando que suas preces haviam dado excelente resultado.

"Fiz as preces e os quadros mentais que o senhor sugeriu, especialmente o relacionado com meu marido. Ele conseguiu um emprego e não está bebendo mais. Meu médico surpreendeu-se com minha melhora, pois agora não preciso mais tomar remédio para a asma e as feridas em minha pele desapareceram. Minha pressão voltou ao normal."

Os pensamentos e as imagens negativas que essa senhora acumulava eram as verdadeiras causas da sua tensão crônica. Quando passou a se identificar com as grandes verdades e visualizar imagens de saúde e vitalidade para ela, e progresso e realizações para o marido, elas foram sendo gravadas em sua mente mais profunda, e o subconsciente fez com que se tornassem realidade.

Já na década de 1930, um importante médico publicou dois artigos apontando a influência que os fatores psicológicos exercem sobre o diabetes. Ele salientou que entre os muitos fatores responsáveis pela gênese da doença deviam ser incluídos o choque psíquico, a ansiedade e o estresse emocional. O médico também escreveu que o diabetes já existente pode ser acelerado ou agravado por estados emocionais negativos.

Certa vez, um executivo veio me procurar dizendo que estava muito preocupado com a possibilidade de não ser indicado para a presidência da companhia onde trabalhava, por ocasião da reunião da diretoria que iria acontecer dali a pouco tempo. Apesar de saber que era o candidato preferencial para ocupar o cargo, sua tensão e seu estresse emocional constantes estavam a ponto de levá-lo a um colapso nervoso. Durante nossa conversa, descobri que ele sempre vivera em constante ansiedade e que não era possível acusar seu medo de não ser promovido como o único fator do seu desequilíbrio emocional.

Eu o aconselhei a se visualizar como presidente da companhia, recebendo os cumprimentos dos seus colegas pela promoção. Ele seguiu fielmente minhas instruções e de fato obteve o cargo na reunião da diretoria.

Todavia, um mês depois, esse executivo voltou a me procurar. Continuava ansioso, cheio de preocupação, e sua pressão arterial estava perigosamente alta. Eu o fiz recordar que na conversa anterior ele atribuíra seu estresse à possibilidade de não ser indicado para presidente. Agora, porém, ele era o presidente da companhia, e continuava ansioso. Como explicava essa situação?

Depois de alguns minutos, o executivo confessou que estava preocupado com a possibilidade de não atender às expectativas da junta de diretores, de tomar decisões que pudessem causar prejuízo à companhia e sua demissão do cargo.

Eu o fiz pensar atentamente em sua situação e ele, um tanto constrangido, acabou contando que depois de ter obtido a posição de presidente deixara de fazer a prece que eu lhe dera. Conversamos por algum tempo e ele tomou consciência de que sua ansiedade constante não se devia a uma maldição ou um problema hereditário, como imaginava, e que ele mesmo era o responsável pela própria tensão e, por consequência, pelos males resultantes do estresse, como a pressão alta.

O homem tomou a decisão de estabelecer o hábito da meditação e pediu-me outra prece para vencer sua ansiedade. Eu atendi seu pedido, dando-lhe as instruções de praxe:

> Sei que a resposta ao meu problema está na Infinita Inteligência que habita no meu interior. Agora, eu acalmo minha mente, fico imóvel e relaxado. Estou em paz. Sei que o Infinito fala no silêncio da paz e não no meio da confusão. Agora, estou sintonizado com o Infinito e acredito e sei que a Infinita Inteligência está me revelando as respostas perfeitas. Eu só penso na solução dos meus problemas e, agora, vivo na certeza de que eles já estão resolvidos, porque vivo em um clima de fé e confiança. O Espírito do Infinito se movimenta dentro de mim. Ele é Onipotente e tudo sabe, tudo vê. Todo o meu ser se rejubila com o encontro das soluções. Estou agradecido a Deus, que é a Fonte de toda a sabedoria e imaginação. Sei que entro em contato com a Divina Presença quando sinto paz e equilíbrio. Agora, expulso toda sensação de tensão e ansiedade porque sei que todo poder e sabedoria que preciso para viver uma vida tranquila e plena de realizações bem-sucedidas estão dentro de mim. Estou livre das preocupações. Meu corpo está relaxado e sinto um rio de paz me envolver e fluir através de mim. Eu me entrego à Inteligência Subjetiva, sabendo que ela tem todas as respostas. Estou em paz.

O executivo repetiu esta prece três vezes a cada manhã, sem esmorecer, porque agora estava convencido de que essas verdades precisavam se afundar no seu subconsciente para expulsar todos os sentimentos negativos que o perseguiam desde a juventude. Ele criou o hábito saudável de ter um modo de pensar construtivo. Por meio dessa mudança em sua atitude mental esse homem tornou-se uma pessoa equilibrada.

Uma mulher veio me procurar, dizendo que vivia em estado de constante nervosismo desde que seu filho começara o primeiro ano letivo em uma escola tradicional. Ficava imaginando que o garoto não estava comendo direito, que ia cair na piscina, que pegaria sarampo ou qualquer outra doença dos colegas, que seria sequestrado, que o ônibus escolar ia se envolver em um acidente e muito mais.

— Não consigo parar de me preocupar. Estou ficando doente por causa de tanta ansiedade. O estresse é terrível!

Eu a fiz ver que seria muito melhor, mais construtivo e saudável se ela abençoasse seu filho antes de ele sair para a escola, em vez de ficar enviando-lhe pensamentos negativos durante o dia inteiro.

— Abra sua mente, deixe o Poder Maior entrar em sua vida. Deus ama seu filho e cuida dele em todos os momentos de sua existência. O poder do pensamento das mães é imenso, por isso, elas nunca devem acolher ideias negativas. O Infinito Oceano do Amor Divino envolve seu menino, protegendo-o de qualquer adversidade.

Quando passou a abençoar seu filho, essa mãe foi expulsando a preocupação e o sofrimento de sua mente. Ela estabeleceu o hábito de orar, porque orar é um hábito. Também convenceu-se que o nervosismo, a agitação e os pensamentos mórbidos eram devidos à indiferença e à preguiça de se esforçar para entrar em contato com a Infinita Inteligência, com o Poder que habitava dentro dela.

Quando você está preocupado, ansioso, focalizando sua atenção no que não deseja ver realizado, está criando condições, eventos e experiências que só poderão perturbá-lo. A presença de preocupação, ansiedade e estresse significa que você está usando sua mente de maneira negativa ou destrutiva. Agora, porém, você já sabe muito bem que tem a força para derrotá-los.

Lembre-se de que o medo é apenas uma sombra em sua mente. Quando a luz entra nela, as trevas desaparecem como por encanto. E essa luz maravilhosa está dentro de você, é a luz da Suprema Inteligência. Quando estiver diante de uma situação que lhe causa perplexidade, confusão, receio e preocupação, não se deixe dominar pelo estresse e pela ansiedade. Saiba que existe um Guia Interior pronto para orientá-lo e dirigi-lo em todas as suas atividades, revelando-lhe o plano perfeito para obter seus objetivos e mostrando para onde você deve se dirigir.

Para receber a orientação que o conduzirá na direção das ações corretas, você tem de dedicar sua atenção à solução do problema, à resposta certa, até ela se materializar em sua vida. Ela virá da Infinita Inteligência que habita as profundezas do seu subconsciente e você a reconhecerá porque sentirá um impulso que irá levá-lo para o lugar certo, na hora certa, que colocará as palavras certas em sua boca, o que o fará fazer a coisa certa, da maneira certa. Assim, não haverá tensão nem estresse.

David L., um publicitário, me contou como ora para pedir orientação. Sua técnica é bastante simples. De manhã, quando chega ao escritório, vai para sua sala, senta-se na sua poltrona e fecha os olhos. Começa, então, a pensar nos atributos e nas qualidades do Infinito, que habita no seu interior. Essa atitude gera um clima de paz, harmonia e poder em sua mente, e afasta qualquer vestígio de tensão ou ansiedade. David se visualiza caminhando pelo jardim de Deus, que é sua própria mente, falando com a Divina Presença: "Pai, o Senhor tudo sabe. Dê-me as ideias necessárias para a nova campanha, que começará hoje." Ele faz uma pausa, imaginando que a resposta está se formando em sua mente. "Eu aceito a resposta. Sei que ideias criativas estão desabrochando dentro de mim, trazendo-me harmonia, saúde, paz e alegria."

Depois desta pequena prece, David dedica toda a sua atenção à rotina da empresa e a resposta esperada sempre vem quando ele não está pensando no assunto. Às vezes, surge sob a forma de um lampejo súbito. O que o impressiona é a rapidez com que a Divina Inteligência o orienta. O fato é que ela já está pronta na mente de Deus e, com a certeza de que virá na hora certa, David consegue vencer qualquer início de preocupação ou nervosismo.

O segredo de uma vida com saúde, felicidade, paz e abundância é a capacidade de escolher. Quando você aprende a pensar corretamente, para de escolher a carência, o sofrimento, a dor, a ansiedade e as limitações. Não escolhe mais úlceras, hipertensão, doenças cardíacas e tantos outros males, físicos e psíquicos, causados por estresse e tensão. Muito pelo contrário, você reitera com firmeza e ousadia: "Eu escolho a felicidade, a paz, a prosperidade, a sabedoria e a segurança hoje e em cada dia de minha vida." Desse modo, estará pegando essas bênçãos na arca do tesouro do Infinito que vive no seu interior.

No momento em que você chegar a essa firme decisão em sua mente consciente, o subconsciente, cheio do Poder e da Sabedoria do Infinito, virá em seu auxílio. Afirme também, sem a menor hesitação: "Existe um Único Poder de Criação. Ele é o Poder do meu eu mais profundo. Existe uma solução para todos os problemas. Acredito firmemente nisso e sei, e decreto, que é a absoluta verdade."

Um engenheiro, que veio fazer uma consulta comigo, disse:

— Trabalhei 15 anos para uma mesma empresa e meu chefe era um sujeito asqueroso. Nunca fui promovido. Sempre me senti injustiçado, pois sei que meus talentos e capacidade não foram reconhecidos. Eu odiava esse chefe, que era um incompetente. Eu acabei desistindo de nadar contra a maré, pedi demissão e fui procurar outro emprego. Que azar! Foi como saltar da frigideira para cair no fogo. Meu chefe atual é ainda pior e vive implicando comigo. Ando dormindo mal e minha pressão está nas alturas.

Conversamos bastante e juntos nos aprofundamos no passado desse engenheiro. Seu pai era um homem tirânico, dominador e puritano, um espécime típico das tradições da Nova Inglaterra, e sua relação com ele sempre fora tempestuosa. O pai nunca lhe dera valor, dizia que não entendia como o filho pudera se formar em engenharia sendo um aluno tão relapso nos estudos durante o ensino médio. Revoltado, cheio de ódio pelo pai, o homem saíra de casa e há anos não tinha contato com ele. Para piorar a situação, tivera uma educação muito rígida no aspecto da religião e abrigava um profundo sentimento de culpa por ter raiva do pai. Achava que estava indo contra os mandamentos de Deus e que seria castigado por causa disso. Assim me disse a certa altura da nossa conversa: "Acho que mereço ter uma vida profissional tão medíocre."

Pouco a pouco, o engenheiro começou a entender que se rebelava contra qualquer figura de autoridade, reproduzindo sua atitude em relação ao pai. Percebeu que estava transferindo a culpa pelos seus próprios erros e deficiências aos seus superiores no trabalho. Por causa do modo como fora criado, não tinha plena certeza da sua capacitação profissional e era hesitante ao assumir suas tarefas. O homem venceu sua frustração, percebendo, primeiro, que era ele próprio que bloqueava seu progresso por causa de seu temor, ressentimento e ódio. Seus males físicos, como úlceras, enxaqueca e hipertensão, eram resultados da ansiedade, das tensões e do estresse. Seguindo minhas instruções, acostumou-se a fazer diariamente, de manhã e à noite, a seguinte prece:

> Desejo saúde, paz, felicidade e progresso a todos os que atuam na empresa onde eu trabalho. Meu chefe está sempre me cumprimentando pelo meu bom trabalho. Sou benquisto pelos meus colegas e subordinados e estou sempre pronto para ajudar e colaborar. Pratico a Regra de Ouro e trato todos da mesma maneira pela qual gostaria de ser tratado. A Divina Inteligência me protege e me guia constantemente. Ela me faz prosperar em todos os aspectos de minha vida.

Saturando sua mente de maneira regular e sistemática com esses pensamentos, o engenheiro foi bem-sucedido em criar uma nova atitude mental que mudou sua vida para melhor, tanto no campo profissional como no pessoal. Atualmente, está livre da úlcera estomacal e não precisa mais seguir uma dieta rígida, o que também colaborou para que fosse mais participativo e alegre nos almoços de negócios. A pressão voltou ao normal.

Siga o exemplo desse homem, dizendo: "Estou sempre equilibrado, calmo e sereno. A paz do Infinito inunda minha mente e todo o meu ser." Pratique a Regra de Ouro: *Não faça aos outros o que não quer que eles lhe façam*. Deseje sinceramente paz e bênçãos para todos os seres humanos e, assim, você não sofrerá de tensão e estresse, e seus caminhos serão agradáveis e pacíficos. Afirmações positivas dissolverão qualquer tipo de pensamento ou emoção prejudicial. Entregando seu coração à Divina Presença, você fica envolto pela luz do conhecimento e da compreensão.

Os pequenos aborrecimentos da vida cotidiana não terão mais o poder de irritá-lo.

Sempre que sentir o medo, a dúvida e a preocupação batendo à sua porta, diga, sem hesitação:

Ó, Deus, o Senhor é meu Criador, meu Pai, e sei que só deseja o meu bem. A Presença Divina habita dentro de mim e posso entrar em contato com Ela, que é o meu Eu Superior, sempre que for necessário. Os caminhos de Deus são agradáveis, e quando Ele está comigo, a jornada pela minha estrada da vida é sempre serena e pacífica.

Resumo do capítulo

- O subconsciente não diferencia um medo imaginário de um medo real, e, por isso, é impressionante a confusão causada por ansiedade, estresse e tensão. Em outras palavras, a pessoa vivencia os mesmos sintomas causados por um real temor quando começa a pensar em condições, circunstâncias ou eventos que estão acontecendo apenas em sua mente.
- Você não precisa sofrer de ansiedade crônica, tensão ou estresse. Não passe metade do dia focalizando sua atenção em seus problemas. Interrompa todos os pensamentos negativos que vierem à sua mente. A mente não consegue funcionar de maneira harmoniosa quando está tensa. Para aliviar a tensão, procure distrair-se com uma atividade que lhe agrade. É impossível lutar com um problema. Você deve, e pode, superá-lo. Para diminuir sua tensão mental diante de um problema que lhe parece insolúvel, saia de casa para caminhar, pegue o automóvel e dirija por uma ou duas horas, faça algum tipo

de trabalho manual ou leia uma passagem da Bíblia ou de outro livro inspirador.
- Você está neste mundo para se expressar, para pôr a mão na massa, para arregaçar as mangas, para se envolver e ajudar outras pessoas, para revelar seus talentos ocultos para o bem da humanidade. Deus lhe deu Ele mesmo; Ele lhe deu todos os seus próprios poderes, atributos e qualidades. Você tem de usá-los para dar vida aos seus desejos e ideais. Você está aqui para criar.
- Se quiser vencer a tensão e o estresse, volte-se frequentemente para o mundo espiritual que está dentro de você e peça auxílio e inspiração. Clame por orientação e afirme que o Onipotente está se movimentando em seu favor. Então se sentirá refrescado, revitalizado e fortalecido.
- Comece a meditar nas grandes e imutáveis leis da vida e você sairá da tensão, da ansiedade e do estresse para entrar na paz interior, na tranquilidade e na serenidade de espírito. A maior de todas as leis diz: "Você é o que contempla." Sim, você é o que imagina em sua tela mental. Por isso, contemple as verdades, e elas se tornarão ativas e poderosas em sua vida.
- Estamos neste mundo para levar uma vida equilibrada. Por mais grandioso ou humilde que seja nosso trabalho, devemos nos dirigir ao Pai de maneira sistemática e regular para recebermos inspiração, orientação e novo vigor para cumprir nossas tarefas com alegria e amor.
- Um hoje bem vivido faz do ontem um sonho de felicidade e do amanhã uma visão de esperança.
- Quando você estiver se sentindo confuso, preocupado, temeroso, sem saber que decisão deve tomar, não se deixe dominar pelo estresse. Lembre-se de que você tem um Guia Interior

que está sempre pronto para orientá-lo e dirigi-lo em todas as suas atividades, revelando-lhe qual é o plano perfeito que tem de seguir e mostrando-lhe o caminho que o levará ao sucesso.
- O segredo para ter saúde, felicidade, paz e abundância está na capacidade de escolher. Quando você aprende a pensar da maneira correta, deixará de escolher a dor, a carência, o sofrimento, os males físicos e mentais, e passará a fazer sua escolha entre as bênçãos que estão dentro da arca do tesouro do Infinito. Você afirmará com decisão e ousadia: "Eu escolho paz, prosperidade, felicidade, sabedoria e segurança hoje e em cada dia de minha vida."

CAPÍTULO 9
A falácia da velhice

Nas últimas décadas, estivemos vivendo um clima de idolatria à juventude, mas, atualmente, a situação está mudando. Com o progresso da medicina, novos tratamentos e remédios e da melhoria da qualidade de vida resultante de uma alimentação saudável e de exercícios físicos diários, o número de indivíduos com mais de 65 anos está aumentando em todo o mundo. Como grande parte desses idosos está envolvida na política governamental ou em organizações específicas, a cada dia surgem novas leis e recomendações para que eles sejam ouvidos ao apresentarem suas necessidades.

Nós precisamos de maturidade, precisamos de cabelos grisalhos. Talvez nunca tenhamos dedicado muita atenção à passagem dos anos, mas uma nação não pode prescindir do que chamamos de "velhice". Precisamos da maturidade no governo, na ciência, na arte, na indústria e na economia. Precisamos de experiência, de talentos e habilidades, de conhecimentos que não se aprendem na escola. Precisamos da experiência que vai se acumulando ao longo dos anos.

Em muitos países, a velhice é vista como uma tragédia. Os velhos são desprezados ou ignorados. Mas já chegou a hora de prestarmos atenção aos indivíduos que têm experiência e sabedoria, e a sabedoria gera o entendimento.

No Livro de Isaías, está escrito: "Serei o vosso Deus até que tenham a cabeça cheia de cabelos brancos! Criei-vos e cuidarei de vocês. Livrar-vos-ei e serei o vosso salvador."

Isso quer dizer que o Espírito que habita em seu interior, a sua realidade, que é Deus, jamais nasceu e nunca morrerá. Ele é eterno. Precisamos parar de penalizar os idosos porque esses indivíduos de 65, setenta ou oitenta anos aprenderam muito, pois foram lapidados pelas tribulações da vida, e não podem ser vistos apenas como pessoas de cabelos brancos, mas homens e mulheres que podem dar e vender sabedoria, conhecimento e habilidades que adquiriram com a passagem do tempo.

Eu conheço engenheiros, entre eles alguns que frequentam minhas reuniões dominicais, que estão com mais de 75 ou oitenta anos e trabalham dando consultoria a grandes companhias construtoras. Eles estão contribuindo para a melhoria da sociedade, especialmente no ramo da engenharia, com sua sabedoria e suas experiências. Não há nada de errado ou velho em suas ideias. Algumas delas são incrivelmente modernas e avançadas.

Uma vez, li um artigo escrito por um certo Dr. Stieglitz, um geriatra, que me deixou indignado. Ele afirmou que, em média, o idoso tem a idade mental de oito a 12 anos. Mas não é só isso. Um publicitário me disse que os anúncios de suas campanhas são criados visando indivíduos com mentalidade entre oito e dez anos. Ted Garnett, diretor de cinema, me contou que as grandes companhias cinematográficas só aceitam financiar filmes para uma mentalidade de 12 anos. Dizem que é sabedoria das bilheterias. Ted dirigiu filmes em diferentes países e me disse que isso é uma tendência generalizada. Que absurdo! É uma prova do quanto nossa sociedade está desgovernada. Ainda não percebemos que juventude e velhice, o novo e o velho, são necessários para vivermos em um mundo equilibrado.

Há alguns anos, telefonei para um amigo de longa data, que morava em Londres. Ele estava muito doente e, depois da primeira troca de palavras, me disse:

— Nós nascemos e crescemos, ficamos velhos e logo não prestamos para nada. É o fim.

Essa atitude mental de inutilidade era o principal motivo da doença. Ele sentia-se fraco, frustrado e sem nenhuma esperança. Era como se estivesse sendo esmagado pelos seus 82 anos de vida. Todo o seu ser gritava que ele era inútil, que ninguém o queria. Afirmava que não podia esperar nada, senão a morte.

Infelizmente, muitas pessoas agem dessa maneira. Têm medo do que chamam de velhice, do fim, da extinção. A verdade, porém, é que elas têm medo da vida, apesar de a vida ser eterna. A vida não começa em nós e não termina conosco. Deus é vida. Ele é eterno, jamais nasceu e nunca morrerá. Você também viverá para sempre, porque Deus habita em você.

Um antigo provérbio nos ensina que a idade não é a fuga dos anos, mas a aurora da sabedoria. Sabedoria é a percepção da Presença e do Poder de Deus dentro de nós e da resposta da Suprema Inteligência ao nosso modo consciente de pensar e agir. O espírito humano não nasceu e não morrerá. Nosso corpo não é mais do que a roupa que Deus usa quando assume a forma humana, e Ele se torna humano acreditando que é humano. Para se manifestar, o Espírito precisa de uma forma ou um corpo. Você tem um corpo espiritual, rarefeito, além do seu corpo físico. Você pode sair do seu corpo físico e viajar para lugares que estão a milhares de quilômetros de distância. Isso é chamado de viagem extrassensorial ou viagem astral.

Ao fazer essa viagem, você pode relatar o que está vendo e ouvindo. É por isso que muitos países totalitários tentaram criar organizações que treinassem agentes para usar essa faculdade na espionagem e em outras formas de detecção. Os laboratórios de pesquisas psíquicas do mundo ocidental também estudaram, e ainda estudam, os fenômenos extrassensoriais, com o intuito de usá-los nas comunicações entre seres humanos enviados para a Lua e as equipes em Terra.

Sim, o Espírito precisa de um corpo, e o seu corpo é o instrumento por meio do qual o Espírito funciona neste plano em que vivemos. O Espírito e o corpo não são coisas separadas. O corpo humano é o Espírito, ou vida, reduzido ao ponto de visibilidade. Não há real diferença entre matéria e Espírito. O Espírito é o mais alto grau da matéria e a matéria é o mais baixo grau do Espírito. Os seres humanos sempre terão um corpo. Quando deixamos este corpo terreno, vestimos um corpo da quarta dimensão, e, assim, continuamos fazendo até o infinito — porque não existe fim para a glória que é o ser humano.

A vida é uma progressão, e nossa viagem é sempre para a frente e para cima, na direção de Deus. Todas as coisas criadas no universo estão pouco a pouco voltando a perder a forma. E a vida sem forma está eternamente assumindo formas. Tudo o que tem um começo, tem fim. O nosso corpo físico teve um começo e terá um fim, mas o Espírito, a mente, a vida, não começou e não acabará. O corpo voltará para a sua substância primordial, sem forma. Nós, porém, vestiremos um novo corpo, pois cada fim é um começo.

A velhice não é um acontecimento trágico. O que chamamos de processo de envelhecimento é uma mudança. Ela deve ser recebida com prazer e alegria, porque cada fase da vida humana é um passo à frente no caminho que não conhece fim. Nossa jornada é feita numa trilha ascendente, na direção de Deus. Temos poderes que transcendem nosso corpo e sentidos que transcendem nossos cinco sentidos. Atualmente, cientistas de todo o mundo estão nos fornecendo provas inquestionáveis de que podemos ver, ouvir, tocar e falar com outras pessoas, apesar de o nosso corpo estar deitado em estado de vigília ou relaxamento em um local situado a milhares de quilômetros de onde essas pessoas visitadas moram.

Podemos ver, ouvir, tocar, cheirar e apalpar independentemente do nosso organismo físico. A natureza não tem falhas. A natureza não comete erros. Fomos criados com todas essas faculdades extrassensoriais porque necessitamos ou iremos necessitar delas. Nossa verdadeira vida é espiritual e eterna, e ela está sempre se renovando.

Estamos aqui para expressar a vida em toda a sua beleza e glória. As pessoas que pensam ou acreditam que o ciclo terreno de nascimento, infância, adolescência, juventude, maturidade e velhice é tudo o que existe para nós são dignas de pena. Elas não têm âncora, não têm esperança, nem visão. Para elas, a vida não tem significado algum. Esse tipo de crença traz frustração, estagnação, cinismo e uma sensação de inutilidade que gera neuroses e aberrações mentais de todos os tipos.

O Espírito nunca envelhece. Quem pensa nas coisas verdadeiras, belas, justas, puras, honestas e construtivas permanece sempre jovem, porque o amor não envelhece, como também não envelhecem a paz, a alegria, a compaixão e a boa vontade. A alegria do Senhor é a nossa força. A bondade não envelhece, a sabedoria e o entendimento, também não. Essas qualidades não têm idade.

A grande lei da vida é: "O homem é o que pensa no seu coração." O coração, como sabemos, é a mente subconsciente. Se sua mente abriga o que é belo, nobre, puro e semelhante a Deus; ou honestidade, integridade, justiça, benevolência e entusiasmo, você nunca envelhecerá em espírito, porque as qualidades divinas não envelhecem. Esta é a grande lição que a Bíblia nos ensina: o Espírito é a causa de tudo e Ele é eterno. O Espírito não envelhece.

Se você não tem mais condições de competir com seus filhos numa prova de natação, corrida ou jogo de tênis, ou se atualmente caminha com mais vagar, com certa dificuldade, lembre-se: o Espírito troca de roupa muitas e muitas vezes. O que chamamos de morte é apenas uma viagem para uma das muitas moradas do nosso Pai, e desse lugar iremos para outro, porque temos de avançar de força em força, de glória em glória, de sabedoria em sabedoria, de conscientização em conscientização, na estrada que vai sempre para cima, sempre para o alto, em direção à eternidade de Deus.

Sim, você avança para a frente e para cima. Algumas pessoas são velhas aos trinta anos, outras são jovens aos oitenta. Se você olhar para as artérias de muitos rapazes e moças, verá que estão enrugadas, entupidas, porque eles são amargos, sarcásticos e desencantados com o que chamam de vida. Por outro lado, há idosos de oitenta ou noventa anos que são alegres e criativos, e anseiam por aprender coisas novas. Eles estão pintando, esculpindo, escrevendo livros, artigos e poemas. Estão trabalhando, ensinando e orientando os mais jovens. Naturalmente, nem todos os órgãos e processos do seu organismo continuam funcionando com perfeição, mas eles enfrentam suas doenças e limitações com o coração alegre, dispostos a aproveitarem todo o tempo que lhes resta dentro do corpo que estão usando atualmente.

Emerson escreveu que só começamos a contar os anos de uma pessoa quando ela não tem mais nada para contar. Infelizmente, muitos seres humanos só pensam em premiar a juventude e desvalorizar a multiplicação dos anos. Elas estão se submetendo a cirurgias plásticas e centenas de novas terapias para tentar afastar as marcas da passagem do tempo. Que ilusão! Nosso caráter, a qualidade de nossa mente, nossa fé e convicção não estão sujeitos à decadência.

A Dra. Valerie L. era uma médica que se mantinha em atividade apesar dos seus 83 anos. Operava todas as manhãs, atendia pacientes no seu consultório à tarde e, em algumas noites por semana, ministrava aulas e palestras em escolas de medicina. Ela irradiava bondade, entusiasmo, afeto e boa vontade e não se deixava abalar pela idade. Uma vez me disse: "Se eu morrer amanhã, logo estarei operando na próxima dimensão da vida."

O ex-presidente norte-americano Herbert Hoover era muito ativo e continuou a trabalhar em projetos especiais do governo até os 84 anos. Os que o conheceram contavam que estava sempre bem-disposto, feliz e cheio de entusiasmo, e diziam que sua engenhosidade e esperteza na velhice eram muito maiores do que quando tinha 40 anos. Era um homem muito religioso, um quacre, e tinha uma imensa fé em Deus, na vida eterna e no universo. Foi presidente na época da Grande Depressão e enfrentou uma verdadeira avalanche de críticas e condenação nesses anos de desemprego e miséria. Entretanto, ele não envelheceu com ressentimentos, raiva, rancor ou amargura no coração e nunca deixou de elogiar os políticos que conseguiram acabar com esse período nebuloso dos Estados Unidos. É por isso que alguns homens e mulheres são velhos aos 30 anos e outros aparentam juventude aos 90. O maior dos amortecedores contra os choques vindos do mundo exterior e preventivos da decrepitude e dos distúrbios físicos e mentais é a paz interior. Sintonize-se com o Centro Divino que está dentro do seu ser e todas as farpas maldosas, as críticas, as acusações infundadas, a raiva e o ódio dirigidos a você serão absorvidos, neutralizados e se dissolverão dentro do oceano de amor e paz de Deus. Esse é o verdadeiro segredo da eterna juventude.

Verdi escreveu a ópera que é considerada sua obra-prima, "Otello", aos 85 anos. O general MacArthur, quando comandava as Forças Aliadas no sul do Pacífico durante a Segunda Guerra, tinha uma placa pendurada na parede de sua sala onde estavam escritos pensamentos atribuídos a Samuel Ulllman, um rabino e erudito norte-americano do século XIV:

Você é tão jovem quanto sua fé,
Tão velho quanto suas dúvidas;
Tão jovem quanto sua autoconfiança.
Tão velho quanto seus temores;
Tão jovem quanto sua esperança,
Tão velho quanto seu desespero.
Os anos podem enrugar a pele, mas
o abandono do entusiasmo
Enruga a alma.

Portanto, se você mantém seu entusiasmo, sua jovialidade, progride da juventude para a velhice trilhando caminhos agradáveis.

As Escrituras e os outros livros sagrados não falam sobre como manter a juventude do corpo. Quando somos moços, nos interessamos pela prática do futebol, do handebol, do basquetebol, do atletismo, porque a juventude é a época da atividade esportiva. Isso é muito bom. Já a maturidade é a época em que devemos nos envolver com a atividade mental e espiritual da mente, porque o corpo tende a diminuir seu ritmo. Isso é um fato, uma lei cósmica.

A FALÁCIA DA VELHICE

Os antigos místicos hebraicos, que escreveram a Bíblia, chamavam o número quarenta de tempo do útero espiritual. Falavam de quarenta anos, quarenta dias no deserto etc. Aos 40 anos, ou em torno disso, todo ser humano é forçado a mudar. O corpo, por natureza, começa a funcionar mais devagar. Devemos entender esse período como uma ordem da Infinita Inteligência que nos criou, dizendo: agora quero que você se dedique a uma comunhão mental e espiritual com o Divino. Assim, você acumulará anos sem idade; encontrará alegrias que os jovens não conhecem, porque entrará em contato com o Espírito Eterno.

Comungue com esse Espírito, dizendo:

O amor de Deus inunda minha alma; a paz de Deus corre em abundância pela minha mente; a luz de Deus ilumina meus caminhos. O infinito poder do Onipotente permeia todo o meu ser.

Agindo dessa forma, você não estará recuperando sua juventude, já que as leis da natureza são imutáveis e nós fomos criados para crescer e envelhecer, mas estará comungando com o Espírito que o anima, sustenta e fortalece. Por isso, pare de tentar manter sua juventude a todo custo, o que é uma empreitada inútil, e dedique-se a ter uma boa qualidade de vida, a qual pode existir em qualquer idade, e aceite a incumbência divina de comungar com o Infinito, atitude que fará com que você fique espiritualmente revigorado e renovado para viver com entusiasmo os anos à sua frente.

Quando perguntaram a Einstein o que era o tempo, ele respondeu: "Vou explicar. Você está sentado ao lado de uma linda moça e esteve conversando com ela por mais de uma hora. Uma hora lhe parece um minuto. Mas, se estiver sentado numa chapa quente de fogão por trinta segundos, eles lhe parecerão uma hora."

O tempo é relativo, é nosso pensamento, nosso sentimento e nosso estado de conscientização. Quando não há eventos, não existe tempo. Quantas vezes você ouviu dizer que alguém que saiu de um longo coma não tem noção do tempo que passou?

Quando você está dormindo não existe noção de duração de tempo. No sono, não há relógio, nenhuma passagem de eventos. Quando dizemos "Como o tempo voa!" estamos mostrando que não nos absorvemos nos acontecimentos, que minimizamos nosso relacionamento com os eventos. A velhice é a ilusão que criamos com a passagem de uma longa série de eventos diante de nós, pelo modo como nos relacionamos com eles. Se não houvesse eventos, condições ou circunstâncias para nos relacionarmos com eles, não haveria tempo e, portanto, não haveria idade. É a experiência de eventos que nos traz modificações.

Conheci uma senhora que esteve presa em um campo de concentração nazista durante a Segunda Guerra. Todos os seus parentes foram exterminados nas câmaras de gás. Ela era uma das criaturas mais simpáticas, graciosas e tranquilas que já encontrei. Uma mulher muito espiritualizada. Na época, estava com 75 anos, mas aparentava muito menos idade, apesar do sofrimento do passado. Ela conheceu o que podemos chamar de todas as torturas do inferno, fora constantemente agredida com socos e pontapés e passou fome e frio por anos a fio. Seria até compreensível que estivesse cheia de ódio e ressentimento contra os nazistas, mas ela reagiu de uma maneira muito diferente. Rezava sempre pelos seus captores e acreditava que Deus, por meio do Divino Amor, a guiaria até encontrar a Divina Ordem e a Divina Lei. Essa senhora não se permitiu envelhecer com ódio, amargura e cinismo, e, por isso, não aparentava idade e era muito ativa e cheia de vida.

A FALÁCIA DA VELHICE

Ninguém pode ser amanhã menos do que é hoje, porque a vida não anda para trás e não se demora no passado. Nunca negligencie sua vida espiritual. A vida está sempre procurando expressão por meio de nós. Nunca um ser humano conseguirá esgotar as glórias e belezas que existem em seu interior. Não existe fim para a humanidade porque não há fim em Deus. Se mantiver esse conceito em sua mente, você será sempre jovial, alerta e interessado nos avanços da existência humana. Portanto, não tenha medo do envelhecimento. Tenha orgulho de suas rugas e cabelos brancos, pois eles simbolizam sabedoria, compreensão, paciência e caráter.

Muitas pessoas são mal-humoradas, petulantes, irritadiças, fofoqueiras, inflexíveis e exigentes. Essas atitudes são sinais de velhice. Quem está com vinte anos e tem esses defeitos, é velho, muito velho. Os que são gentis, graciosos, alegres, prestativos e compreensivos, têm fé no único Poder que existe e certeza de que são guiados para alcançar seu mais alto bem, e nunca serão chamados de "velho", no sentido depreciativo. O que determina a velhice é a presença ou ausência dessas características.

Sei que existem empregadores que batem a porta na cara de candidatos que têm mais de quarenta anos e colocam toda a ênfase na juventude, determinando que a pessoa tem de ter menos de 35 anos. Um absurdo! Essa situação tem de mudar e, felizmente, já há indícios de que essa mudança vai acontecer. O raciocínio por trás dessa ânsia por juventude é superficial e idiota. Se o empregador pensasse, tomaria consciência de que os candidatos não estão vendendo sua idade, mas seus talentos, sabedoria, conhecimento e experiência, que foram acumulando no negócio da vida. Ora, um homem ou mulher com grande maturidade emocional e espiritual é um dos mais valiosos recursos humanos para uma organização. Além disso, ninguém deveria ser solicitado a se demitir ao chegar aos 65, 70 ou 80 anos, porque essa é a época da vida em que o indivíduo está mais preparado para tratar de problemas relacionados às pessoas, para adequar projetos mirabolantes à realidade do país e ter ideias criativas fundamentadas na sua experiência e percepção sobre a natureza do negócio.

Se você deseja se manter jovem, comece de dentro para fora, porque é a maneira como você pensa e sente que determina como agirá na sua vida particular, em todos os momentos. Dietas, ginástica, posturas de ioga, cursos para ensiná-lo a respirar corretamente e esportes de todos os tipos não o manterão jovem. Quando você, depois de certa idade, começa a trabalhar seu corpo, querendo condicioná-lo por meio de posturas invertidas, exercícios aeróbicos e similares, com toda a certeza ficará decepcionado. Só o pensamento pode condicionar o Espírito. À medida que seus pensamentos estiverem voltados para o que é nobre, belo e bom, você permanecerá jovem independentemente dos seus anos cronológicos. Até sua respiração vai mudar, porque cada célula do seu corpo estará sendo renovada. A propósito, comer legumes, verduras e cereais especiais na esperança de rejuvenescer também é inútil. Obviamente, uma alimentação equilibrada colabora na melhoria da qualidade de vida, mas não faz milagres. Você tem de comer o pão da vida, da paz, da harmonia, da alegria, do amor, da compreensão e da inspiração.

Você sabe o que "pão" significa na Bíblia? "O pão nosso de cada dia nos dai hoje..." Esta frase é muito mais antiga do que poderíamos imaginar e já era conhecida centenas de anos antes do surgimento do cristianismo. Ela pede, em outras palavras: Deus, me dê o que é meu. Sim, Deus, me dê amor, paz, harmonia, inspiração, sabedoria, alegria e compreensão.

A FALÁCIA DA VELHICE

Muitos têm verdadeiro pavor da velhice porque sua única expectativa para o futuro é a deterioração mental e física decorrente do avanço dos anos. O triste é saber que o que elas pensam vai acontecer. Nós só ficamos velhos, no mau sentido, quando perdemos o interesse pela vida. Ficamos velhos quando paramos de sonhar, de ansiar por novas verdades e procurar mundos para conquistar. Em cada novo ano de vida, você pode ter novos propósitos, novas habilidades para aprender. Nada nos impede de escrever um livro, compor uma canção, pintar um excelente quadro ou fazer uma linda escultura.

Quando a mente está aberta para novas ideias, novos interesses, quando abrimos as cortinas para a luz do sol, quando abrimos a porta mental que nos põe em contato com Deus e Seu universo, seremos sempre joviais e vigorosos. Mesmo que você já tenha feito 89 ou 99 anos, ainda tem muito para dar. Você pode ajudar a estabilizar, orientar e dirigir as gerações mais novas. Pode contribuir com seu conhecimento, experiência e sabedoria. Conscientize-se de que você nunca cessará de levantar os véus para revelar as glórias e maravilhas do Eterno.

Em Bombaim, me apresentaram um homem que afirmava ter 110 anos de idade. Foi um dos rostos mais belos que já pude ver. Ele irradiava uma luz interior e havia uma rara beleza nos seus olhos, indicando que envelhecera com alegria. Todos nós podemos envelhecer com alegria porque somos templos do Deus Vivo. Como eu disse anteriormente, é a sequência de eventos que nos dá a sensação de duração de tempo. Se você não se deixar abater pelos acontecimentos desagradáveis, se lidar com eles recorrendo à sabedoria da Infinita Inteligência que habita em seu interior, se fixar seus pensamentos em tudo o que é bom e perfeito e nas maravilhosas qualidades de Deus, você será sempre jovial e vigoroso.

AUMENTE O PODER DO SEU SUBCONSCIENTE
PARA TER SAÚDE E VITALIDADE

Sua mente pode se manter ativa e avivada pelo Espírito Divino e ser mais alerta do que era quando você estava com vinte ou trinta anos. A mente do ser humano não tem de envelhecer.

Quando falo sobre o envelhecimento saudável, ouço muitas pessoas contarem que têm medo da velhice por que a associam com a solidão. Eu explico-lhes que seus entes queridos que passaram para uma outra dimensão estão à sua volta e a única coisa que os separa deles é a frequência das ondas eletromagnéticas. Eles não foram para um lugar distante, nem estão apartados das pessoas que amam. É como acontece com um aparelho de televisão. Se ele estiver desligado, você não consegue tomar conhecimento da infinidade de programas que estão sendo transmitidos, dos shows, das entrevistas e palestras, das séries e filmes que se sucedem constantemente. Você não está assistindo, mas os programas estão ali. Será que terá de ligar o televisor para provar a você mesmo que os programas estão sendo exibidos? Isso é o que significa estar separado de um ente querido por causa de frequências. Os médiuns ou clarividentes sabem usar suas faculdades para adaptar suas frequências às deles. Se você fosse um sensitivo, no sentido parapsicológico, também os perceberia.

Não é incomum que algumas pessoas que assistem minhas palestras venham me dizer que são "sensitivos", isto é, que são médiuns ou clarividentes, e que viram pessoas ao meu lado enquanto eu falava, as quais descrevem com detalhes. Você acha isso estranho? Não existe nada de estranho nesta afirmação. Sei que elas jamais conheceram essas pessoas, mas a descrição que fazem é perfeita.

Portanto, seus entes queridos estão aí mesmo, onde você está. Às vezes, eles são vistos em sonhos ou nos falam por meio de nossos sentidos extrassensoriais. Essas pessoas estão crescendo e se expandindo na próxima dimensão da vida dos seres humanos. Quem completou a oitava série não pode ser mandado de volta para o primeiro ano. A vida é evolução, é elevar-se de glória em glória.

A Divina Inteligência ilumina seu intelecto e está pronta a lhe revelar tudo o que você precisa saber e lhe dar a capacidade de afirmar a presença do que é bom em sua vida, mesmo quando certas circunstâncias lhe parecerem insolúveis. Em vez de ficar sempre dizendo: "Estou velho, sou um inútil", afirme: "Eu sou jovem! Eu tenho disposição. Eu conheço as leis do Senhor, sei como Ele atua em minha vida." Lembre-se de que você foi criado para vencer, para progredir e triunfar. Sua mente não envelhece, e você, por meio dela, pode viajar e conquistar novos campos. Não deixe os meios de comunicação, as corporações, as estatísticas e a mente das massas criarem em sua mente um quadro de velhice, senilidade, decrepitude e inutilidade. Rejeite essa imagem porque ela é uma mentira.

Eleve-se acima da mente das massas; recuse-se a ser hipnotizado pelos meios de comunicação, que só exaltam a juventude. Afirme a vida, não a morte. Conscientize-se de que você é eterno. O Espírito é a sua realidade. Visualize-se como uma criatura jovial, feliz, serena, bem-sucedida, ricamente iluminada pela luz de Deus.

Se você está aposentado, procure se interessar pela leitura da Bíblia, do Corão, do Talmud ou de outras obras religiosas e filosóficas. Faça algo que sempre gostou de fazer. Volte a estudar. Aprenda uma nova língua ou se aprofunde em temas que sempre o interessaram e que você não teve tempo para estudar. Aprenda a tocar um instrumento, forme um coral com outras pessoas da sua idade. Explore, investigue, viaje muito, se for possível, e faça sempre a seguinte prece:

Como a corça que anseia pela água fresca do riacho, minha alma anseia por Vós, ó Deus.

Creia firmemente que sua mente jamais se aposenta. Esteja aberto e receptivo a novas ideias. Conheço pessoas que se aposentaram aos sessenta ou setenta anos e me deram a impressão de estarem se deteriorando com a passagem dos meses. Ora, essa aposentadoria deveria ser um novo desafio, uma nova aventura, um novo caminho, o início da realização de um antigo sonho. É deprimente ouvir alguém dizer: "Estou aposentado, não tenho o que fazer." Na verdade, essa pessoa está afirmando: "Estou mental e fisicamente morto. Minha mente entrou em falência, não tenho mais ideias." Esses indivíduos são dignos de compaixão, porque aceitaram uma mentira.

A Bíblia diz: "Sua carne será mais fresca do que a de uma criança. Ele retornará aos seus dias de juventude. Sim, ele dará frutos na velhice."

Resumo do capítulo

- A idade não é a fuga dos anos; é a aurora da sabedoria.
- Muitas pessoas têm medo do que chamam de velhice porque a associam com o fim da vida, com a extinção. Na verdade, têm medo da vida e não se dão conta de que ela é eterna. A vida não teve começo e não terá fim.
- A velhice não é um acontecimento trágico. O que chamamos de processo de envelhecimento é um processo de mudança. Ele deve ser recebido com alegria e satisfação, porque cada fase da vida humana é um passo no caminho da elevação espiritual, na direção de Deus.

- O que chamamos de morte nada mais é que uma viagem para uma das muitas moradas do nosso Pai. Nossa jornada é sempre para a frente, para cima, para Deus. Progredimos de sabedoria em sabedoria, de força em força, de glória para glória. A Infinidade não tem início nem fim, e nós somos infinitos.
- O Espírito nunca envelhece. Quem procura pensar no que é belo, verdadeiro, justo, puro, honesto e bom permanecerá sempre jovem em espírito, porque o amor, a paz, a alegria, a compaixão e a alegria nunca envelhecem. A alegria do Senhor é sua força.
- Se seus pensamentos estão voltados para o que é belo, nobre e bom, você se manterá jovem apesar da passagem dos anos cronológicos. Pensando em qualidades similares às de Deus, você notará que até sua respiração irá melhorar. Cada célula do seu corpo irradiará saúde. É inútil comer legumes, verduras e cereais na ilusão de que uma dieta poderá fazer o tempo retroceder. Você tem de comer o pão da vida, da paz, da harmonia, da alegria, do amor, da boa vontade e da inspiração.
- Preste atenção para não deixar sua mente se aposentar. Esteja sempre aberto e receptivo para novas ideias.

CAPÍTULO 10
Você não é obrigado a envelhecer

Sejam quais forem seus desejos ou ambições, nada é mais precioso do que a vida, e todos queremos que ela seja a melhor possível. Não há uma pessoa normal que não receie ver os sinais da idade e os sintomas da decadência física e que não gostaria de se manter robusta, disposta e ativa por muito e muito tempo. Todavia, a maioria dos seres humanos não toma precauções sensatas para preservar sua juventude e seu vigor. Eles violam as leis da saúde e da longevidade, desperdiçam a saúde numa vida desregrada, de hábitos prejudiciais e constante nervosismo, e depois se perguntam por que estão entrando em rápida decadência. Eles deveriam entender que uma vida longa é uma vida controlada.

Se fizéssemos o mesmo esforço para manter a jovialidade e o vigor que muitos fazem para ganhar dinheiro e consumir tudo o que é lançado no mercado, conseguiríamos atravessar a barreira dos cem anos com grande disposição.

O ser humano é como um relógio de excelente marca. Se for bem cuidado, ele se manterá em excelente funcionamento e durará um século, mas se for negligenciado, se estivermos sempre dando mais corda do que seu mecanismo pode aceitar, logo ele começará a apresentar defeitos graves e talvez insolúveis.

É estranho ver que, apesar de todos nós amarmos tanto a vida, de nos agarrarmos a ela com desesperada tenacidade, nós a vendemos muito barato, perdendo anos preciosos por causa de maus hábitos e de um modo de pensar equivocado.

Enquanto estivermos pensando como velhos, acalentando convicções antiquadas, visualizando apenas as piores características da velhice, continuaremos a envelhecer a passos rápidos. Nossas crenças trabalharão contra nossos desejos e esforços, e, mesmo que acumulemos fortunas, não poderemos aproveitá-las por medo do fracasso e da perda.

O ideal mental determina o que colocaremos em nossa vida, sejam condições de juventude ou de envelhecimento. Todos possuímos a capacidade inata de prolongar nossa existência e aumentar nosso potencial para mantermos uma vida ativa e produtiva, mas, antes de tudo, precisamos entender o princípio mental que está por trás dessa possibilidade.

A saúde perfeita, a robustez e o vigor duradouro são inatingíveis para os que atuam sob a convicção de que estão no caminho do declínio, de que suas habilidades e poderes estão diminuindo com o passar dos anos. É sua mente que está determinando seu prazo final; é a falsa crença que está criando limites.

A maioria das pessoas não percebe que sua atitude mental é uma energia que está constantemente criando resultados. Sempre que focalizamos nossa mente em algo positivo, estamos produzindo, criando alguma coisa. Se a focalizarmos na beleza, criaremos a beleza; se a focalizarmos na perda das capacidades, na decrepitude, criaremos essas condições em nossa vida.

Só ficamos velhos quando perdemos o interesse pela vida, quando o entusiasmo desaparece e quando nosso coração endurece. Estamos velhos, não importa a idade que tenhamos, quando perdemos o contato com a juventude, seus ideais e pontos de vista, quando nos afastamos do espírito da modernidade e quando deixamos de acompanhar o progresso da sociedade.

A ideia de que nossas energias e capacidades devem começar a declinar e de que o fogo da ambição deve se extinguir depois de uma certa idade tem uma influência perniciosa sobre a mente. Não nos conscientizamos de como é impossível para cada ser humano ir além dos limites e prazos autodeterminados e executar o que acreditamos ser impossível fazer.

Por outro lado, se acreditamos que a vida é um princípio divino e que um princípio não envelhece, que o tempo não tem nenhum efeito sobre ela, conseguiremos levar juventude para nossa velhice.

Se mantivermos nosso pensamento no princípio da eterna juventude e declararmos que a verdade em nosso ser, nossa divindade, não envelhece, não aparentaremos idade prematuramente. Esse pensamento habitual se manifestará no corpo como harmonia, beleza e graça, atenuando rugas e outros sinais da velhice. A mente é a escultora de nossa aparência.

Anos atrás, um conhecido advogado cometeu suicídio ao completar 70 anos. Um livro sobre vida e morte, que entrou na lista dos mais vendidos, estava aberto ao lado do seu corpo, e um trecho havia sido marcado. Ele dizia, em resumo: "Sessenta mais dez — este é o limite que está escrito na Bíblia. Depois disso, cessa o trabalho ativo para o homem, seu tempo na Terra expirou..." No bilhete de suicídio, o advogado escreveu: "Estou com setenta anos — sessenta mais dez —, e agora só sirvo para ficar sentado junto à lareira, esperando a morte chegar."

Não há dúvida de que a aceitação literal do que diz a Bíblia, nos seus trechos mais obscuros, tem prejudicado a humanidade. Somos poderosamente influenciados por limitações e convicções autoimpostas, e é sabido que muitas pessoas morrem perto do limite de vida que estabeleceram para si próprias, mesmo sem terem doenças graves ou debilitantes. Inúmeras afirmações da

Bíblia, que tantos aceitam cegamente como modelos de vida, são meras figuras de linguagem para ilustrar uma ideia. Não há nenhum motivo razoável para estabelecer o limite da vida em 120 anos ou 969, como no caso de Matusalém, ou em 60 ou 70 anos. Não existe uma única passagem das Escrituras que possa sugerir a existência de uma idade limite depois da qual não podemos passar.

Na verdade, a tônica da Bíblia é encorajar a longevidade, por meio de um modo de vida saudável e espiritualizado. É difícil imaginar que o Criador tenha querido limitar a duração da vida humana a menos de três vezes a idade em que ela atinge a maturidade (cerca de trinta anos) quando tudo na natureza, em especial no reino animal, aponta para no mínimo cinco vezes o tempo que decorre entre o nascimento e a maturidade. Será que a vida do ser humano, a mais elevada manifestação da criação de Deus, não teria uma duração de vida no mínimo igual à dos outros animais?

Poucos percebem o quanto estamos submetidos a nossas atitudes mentais, como é grande a influência que nossas convicções exercem sobre nossa vida. Tenho certeza absoluta de que milhões de pessoas encurtam sua vida em muitos anos porque têm crenças arraigadas de que não poderão viver após certa idade, talvez a idade que tinham seus pais quando morreram. Já ouvi, muitas vezes, indivíduos dizerem: "Não espero viver até ficar muito velho. Meu pai e minha mãe morreram bem jovens."

Há algum tempo, um nova-iorquino, em gozo de perfeita saúde, disse à sua família que iria morrer no seu próximo aniversário. Na manhã desse dia, sua esposa, assustada porque ele se recusara a sair para o trabalho, afirmando que ia morrer antes da meia-noite, apressou-se a chamar o médico da família, que examinou o homem e garantiu que não havia nada de errado com ele. Pois o homem recusou-se a comer e beber, foi enfraquecendo a olhos vistos e morreu um pouco antes da meia-noite. A convicção de que sua vida estava chegando ao fim ficou tão entranhada em sua mente que ela mesma agiu para interromper os processos vitais do seu organismo.

Ora, se essa falsa crença tivesse sido modificada por alguém com suficiente poder sobre esse homem para eliminá-la ou se a sugestão mental de que ele viveria por longos anos tivesse sido implantada em sua mente, assim expulsando a ideia de morte precoce, provavelmente ele viveria por muitos anos.

Se você deu permissão para uma crença ou ideia se enraizar na estrutura do seu ser por meio de um hábito pernicioso ou por influência de exemplos à sua volta, como a convicção de que você estará mostrando os sinais do envelhecimento aos 50 anos, que aos 60 perderá parte das suas faculdades e seu interesse na vida; que depois de mais alguns anos estará cansado física e mentalmente e será obrigado a se aposentar e prosseguirá no seu declínio até a hora de sua morte, não há poder no mundo capaz de impedir que os sinais e o processo do envelhecimento apareçam antes do que normalmente poderia ser esperado.

A velhice começa na mente. O pensamento cria o nosso futuro. Se você vive pensando em velhice, logo ficará velho. Se seus pensamentos são joviais, voltados para a capacidade de usufruir as belezas da vida e auxiliar o próximo, o corpo atenderá a essa ordem. O maior ou menor número de sinais típicos do envelhecimento é a colheita das ideias sobre velhice que foram plantadas em sua mente. Talvez você veja muitos indivíduos da sua idade começarem a declinar e mostrar as marcas da decrepitude, e imagine que chegou sua hora de mostrar esses mesmos sinais. Como é o seu pensamento que determina sua vida, logo você estará parecido com esses indivíduos, pois está acreditando que a velhice é inevitável.

Ao contrário, se nos recusarmos a envelhecer na mente, se insistirmos em manter vivos nossos ideais da juventude, se tivermos pensamentos entusiasmados, criativos e positivos, as marcas da idade demorarão muito a aparecer.

O "elixir da juventude", que tantos gostariam de encontrar, só existe em nossa mente. Ninguém volta a ser jovem por tentar parecer jovem. Antes de qualquer tratamento de beleza, você tem de se livrar dos pensamentos negativos sobre a velhice. Enquanto houver algum vestígio deles, será inútil gastar fortunas em cosméticos e roupas, que, supostamente, o farão parecer mais novo. A maior ajuda que você pode dar para a perpetuação da juventude, não importa quantos anos possa ter vivido, é aprender a se sentir jovem, porque o corpo expressa seus pensamentos habituais. Pensar jovem é ter sonhos, ideais, esperança, entusiasmo, é manter na mente uma imagem de juventude alegre, otimista e criativa.

Um dos maiores problemas que nos afligem, atualmente, é o envelhecimento prematuro da nossa imaginação. As condições difíceis de nossa vida moderna e extenuante tendem a endurecer e secar nosso cérebro e nossas células nervosas, perturbando o poder de imaginação, que deveria ser mantido sempre vigoroso e flexível. No mundo empresarial, por exemplo, a velocidade da troca de informações tende a destruir a sensibilidade, a delicadeza e o refinamento das faculdades perceptivas.

Há pessoas que parecem pensar que tudo depende dos seus esforços individuais e que cuja vida, que levam a sério demais, nada mais é do que uma corrida constante para se precaver sobre os acontecimentos. Essa tensão constante causa rugas e o endurecimento dos tecidos, fazendo com que tenham a aparência e o organismo de indivíduos muito mais velhos do que elas.

A mente arbitrária e dominadora também tem a tendência de envelhecer o corpo prematuramente, pois seu modo de pensar é tenso, rude e mesmo anormal. Por outro lado, quem cultiva a serenidade, quem aprecia a beleza do mundo e procura ver os aspectos positivos do dia a dia, não envelhece tão rapidamente quanto os que parecem gostar de viver no lado sombrio da existência.

Outra causa do envelhecimento precoce é a perda do desejo de crescer. Milhões de pessoas, lamentavelmente, parecem ser incapazes de receber ou aceitar novas ideias depois de atingirem a meia-idade. Não pense que aos 40 ou 50 anos você precisa "começar a puxar o freio", parar de progredir ou crescer mentalmente. Com esse tipo de raciocínio, qualquer um começará a declinar com rapidez. Nunca diga que você não pode fazer isto ou aquilo como antigamente. Não tenha medo de ser um rapaz ou uma moça em espírito, não importa quantos anos já viveu. Procure assumir uma postura que não dará a impressão de velhice em qualquer uma de suas fases. Lembre-se de que é a mente mofada que envelhece o corpo. Mantenha o interesse em tudo o que o cerca. Já foi demonstrado que a convicção de quem acredita que vai morrer num certo ano, numa certa idade, tende a sufocar o processo da vida.

Quem deseja mesmo manter a mente jovem tem de esquecer as experiências desagradáveis, os incidentes que lhe causaram mágoa ou sofrimento. Perguntaram a uma senhora de oitenta anos como conseguia se manter tão alegre e jovial. A resposta foi: "Sei como esquecer coisas desagradáveis."

Ninguém pode permanecer jovem se não continua a crescer e ninguém consegue crescer se não mantém seu interesse neste mundo. Fomos criados com uma constituição que precisa obter grande parte de sua nutrição espiritual das outras pessoas. Não podemos nos separar dos outros ou nos isolar sem encolhermos nossa estatura mental. A mente que não está constantemente procurando o novo logo atinge o seu limite de crescimento.

É muito fácil envelhecer. Basta pensar no processo do envelhecimento, basta esperá-lo ou temê-lo, se preparar para ele e ficar se comparando com pessoas da mesma idade que são prematuramente velhas e achar que é igual a elas.

Pensar sempre no "fim", planejar sua morte e seu enterro é reconhecer que suas faculdades estão se deteriorando, que você está perdendo seu vínculo com a vida. Pensar dessa maneira só serve para tirar seu vigor e fará seu corpo corresponder às suas crenças.

O maior problema é que muitos de nós deixam de recorrer às forças resistentes ao envelhecimento que temos em nosso interior. Estes são prejudicados pela convicção de que os anos estão passando e que não poderemos fazer o que fazíamos antes, o que nos torna presa fácil para a doença e todos os tipos de males físicos.

Os cientistas afirmam que o ser humano deveria viver até os 120 anos, entretanto, como espécie, nós encurtamos nossa vida por causa dos maus hábitos de vida, do modo de pensar errado e de nossas crenças sobre a velhice. É um insulto ao nosso Criador acreditar que nosso cérebro começa a murchar e nossas faculdades mentais a declinar quando se atinge apenas meio século de vida. Nessa idade deveríamos acreditar que ainda somos jovens, que temos muito a fazer. E o que rugas e cabelos brancos têm a ver com a juventude? O poder mental nunca para de crescer. Os únicos sinais de termos vivido muitos anos neste planeta devem ser o aumento da sabedoria e do poder mental. O maior inimigo da manutenção da juventude é a perda do interesse por atividades consideradas típicas da juventude e pelas esperanças e ambições dos mais novos. Quando você se nega a participar de jogos ou caminhadas, a correr ou brincar com crianças, está confessando que está envelhecendo, que seu espírito jovial está secando e seu ânimo está se evaporando.

Um homem muito idoso explicou como conseguia manter uma aparência mais jovem do que a que seria esperada na sua idade. Ele fora diretor de uma escola de ensino médio por mais de trinta anos e sempre gostara de participar da vida e das atividades dos alunos, e de estimulá-los em suas ambições. Com isso, mantivera sua mente focalizada na juventude, nos avanços da tecnologia e nas novas carreiras para seus jovens, e não deixara espaço para a velhice entrar. Não existe nem mesmo um vestígio de senilidade na conversa e nas ideias desse homem, e ele nos transmite um entusiasmo contagiante.

Para não envelhecermos, temos de manter uma atividade mental constante. "Crescer ou morrer" é o lema da natureza, que está escrito em tudo o que existe no universo. Afirme constantemente:

> Estou sempre bem, sempre jovem. Só posso envelhecer produzindo as condições da velhice por meio do pensamento. O Criador me projetou para ter um crescimento contínuo, avanço e melhoria perpétuos, e não me deixarei ser roubado do meu direito de nascença de ter uma eterna juventude.

Jamais adormeça com um pensamento ou uma imagem de velhice na mente. É importantíssimo procurar se sentir jovem ao deitar-se para dormir. Apague todos os sinais, sentimentos e crenças sobre a velhice do seu pensamento e ignore qualquer preocupação que poderia esculpir marcas no seu rosto. Adormeça pensando nos desejos e ideais mais caros a você, aqueles que está mais ansioso para realizar. Como a mente continua em funcionamento durante o sono, esses desejos e ideais são intensificados. A pureza do pensamento, o propósito elevado e o estabelecimento de metas importantes devem dominar sua mente enquanto você dorme.

Quando você acordar de manhã, especialmente se já atingiu a meia-idade, visualize as qualidades da juventude com a maior nitidez possível. Diga a si mesmo:

> Eu sou jovem, sempre jovem, forte e animado. Não posso ficar velho e decrépito porque, na verdade do meu ser, eu sou divino, e o Princípio Divino não envelhece. Só o que há de negativo em mim, a irrealidade, pode me dar a aparência de velhice.

Precisamos nos livrar da ideia que está embutida na mente humana há milênios de que quanto mais vivemos, mais vivenciamos e mais trabalhamos torna-se inevitável ficarmos desgastados, decrépitos e inúteis. Temos de nos convencer de que viver, agir e vivenciar não esgotam a vida, mas criam ainda mais vida. De onde teria surgido a ideia de que o ser humano deve se desgastar por causa das suas ações?

Os cientistas já provaram que a química do corpo tem tudo a ver com a perpetuação de condições juvenis. Cada pensamento discordante produz uma alteração química nas células, introduzindo substâncias estranhas e causando reações que prejudicam a integridade das células. Em outras palavras, os processos que resultam no envelhecimento só podem operar com base na mente, e os bilhões de células que compõem o corpo são instantaneamente afetadas por todos os pensamentos que passam pelo cérebro.

Todos os pensamentos discordantes ou antagonistas interferem materialmente nas leis de reconstrução e autorrenovação, e por esse motivo é de extrema importância estabelecer hábitos de pensamento que se harmonizem com a lei da perpétua renovação. Pensamentos egoístas, de medo ou preocupação, e maus hábitos ou vícios, de todos os tipos, produzem a aparência de velhice e apressam sua chegada.

O pessimismo é um dos piores inimigos da juventude. Pessoas pessimistas envelhecem prematuramente, porque suas mentes estão sempre voltadas para o lado sombrio, discordante e doente das coisas. Os pessimistas não progridem, não avançam para o novo porque costumam se prender ao passado, e esse retrocesso é fatal para a jovialidade.

Tudo o que foge do normal tende a produzir condições de envelhecimento. Ninguém consegue permanecer jovem, por mais tratamentos e dietas que faça, se está constantemente ansioso, entregando-se às paixões desenfreadas e vendo enormes defeitos em tudo o que o cerca. O egoísmo, por exemplo, é anormal e tende a endurecer o cérebro e secar as células nervosas, porque é um inimigo da felicidade e viola os princípios mais fundamentais da psique com que fomos criados — o desejo de justiça e equanimidade. Ele nos causa desagrado e, conscientemente ou não, condenamos nós mesmos por essa prática. Quando o egoísmo está presente, a saúde física e mental e a sensação de bem-estar diminuem de maneira notável, porque nosso pensamento não está se harmonizando com um dos princípios básicos do nosso ser.

Muitas pessoas ricas não conseguem usufruir dos seus bens porque têm a sensação de que a qualquer momento serão forçados a deixar tudo para trás. Para eles, a velhice é um horror perpétuo que os espreita em todas as fases da vida e transforma em infelicidade e tragédia uma existência que poderia ser uma constante alegria.

Pensamentos discordantes de todos os tipos tendem a encurtar a vida. Enquanto você abrigar em seu coração ideias rançosas, sentimentos de inveja, revolta e rancor, pensamentos estereotipados, nada neste mundo conseguirá retardar o seu envelhecimento. Lembre-se de que novos pensamentos criam nova vida e que qualquer coisa que prejudica nosso crescimento mental está colaborando com o envelhecimento precoce.

Se, em qualquer época ou ocasião, o pensamento dominante em sua mente for um ideal de contínua juventude, de um organismo em constante renovação, haverá uma neutralização do processo de envelhecimento. Sabemos que o corpo se molda ao pensamento, motivo ou sensação dominantes, e expressa o que está na mente. O efeito da mente sobre o corpo é uma certeza científica.

Em cada célula do nosso corpo existe um poder latente de saúde para manter seu funcionamento harmônico e preservar sua integridade. Esse poder pode ser ativado por um modo certo de pensar e responde com eficácia a ideias otimistas e alegres. Diga sempre a você mesmo:

> Se a natureza me dá um novo corpo a cada poucos meses, se bilhões de células estão perpetuamente se renovando, se a mais velha dessas células nunca tem mais de dois anos de vida, por que, a uma certa altura, aparentam ter sessenta ou setenta anos?

Uma célula de dois anos não pode aparentar idade por vontade própria. Sabemos, por experiência, que é a convicção sobre a velhice que faz essas células jovens parecerem velhas. Parece que o ser humano tem um grande talento para estampar a velhice em novos tecidos. Sem perceber, muitas pessoas estão usando o pensamento como um cinzel para afundar ainda mais as suas rugas. Ideias retrógradas, sérias demais, confusão mental, excitação, ansiedade, ciúmes, inveja e paixões explosivas tendem a encurtar a vida.

Nunca se permita pensar que está envelhecendo, seja qual for a sua idade cronológica. Quando sentir que essa ideia está a ponto de se firmar em sua mente, afirme, e não só mentalmente, mas também em voz alta:

> Eu sou jovem porque sou perpetuamente renovado; minha vida está sendo constantemente reposta pela Fonte Infinita da vida. Acordo novo e vigoroso todas as manhãs porque é a vontade do Deus que me criou.

Mantenha esse quadro de perpétua renovação e constante rejuvenescimento tão vívido em sua mente a ponto de sentir uma onda refrescante percorrer todo o seu organismo. Sob nenhuma circunstância permita que a ideia de velhice permaneça em sua mente. Lembre-se de que é sua crença, o seu modo de pensar e agir, que será refletida no seu corpo. Se estiver convicto de que você está envelhecendo, se está falando, andando, se vestindo e agindo como um velho, essas condições se refletirão em seu rosto, sua expressão e suas atitudes.

Não existe melhor remédio para retardar o envelhecimento do que o amor — o amor pelo nosso trabalho, por mais humilde que seja, pelos nossos entes queridos, pelos outros e por toda a natureza. O amor é o mais poderoso regenerador que existe. Ele desperta os mais nobres sentimentos, as mais finas sensibilidades, as mais primorosas qualidades do ser humano.

Tente encontrar e viver na alma das coisas, tente ver o melhor em cada pessoa. Quando pensar em alguém, procure visualizá-la como a criatura ideal que Deus projetou, não como o indivíduo deformado, fraco e ignorante que o modo errado de viver e pensar e os vícios criaram. Adquira o hábito de recusar-se a focalizar sua mente nos aspectos ruins e deteriorados do mundo. Essa atitude não é sinal de ingenuidade ou alienação, mas expressa o desejo de mudar para melhor o mundo em que você vive.

A harmonia, a paz e a serenidade são absolutamente necessárias para perpetuar a sensação de juventude. Emoções discordantes e desequilibradas tendem a apressar o envelhecimento. A contemplação das verdades eternas enriquece os ideais e refresca a vida porque destrói o medo, a incerteza e a preocupação, aumentando a segurança e o bem-estar.

Pessoas que se sentem úteis, que trabalham com prazer, estão sempre progredindo, crescendo mentalmente, e mantêm a aparência jovial. A sabedoria crescente deveria ser o único sinal de uma longa estada neste planeta. Com o acúmulo do conhecimento e da experiência, ganhamos a capacidade de executar muito melhor nosso trabalho, nossas tarefas diárias, depois dos 50, 60 e 70 anos. Se o cérebro for mantido ativo, se as células não forem arruinadas por uma vida séria demais, por medo, ansiedade, egoísmo ou doenças, a mente se manterá em constante crescimento, plena de vigor e poder.

Quando temos como certo que os processos da vida podem perpetuar a juventude em vez de produzirem o envelhecimento, eles obedecerão nossas ordens. O fato de nossos pecados, a ignorância sobre o verdadeiro modo de viver, resultarem no limite da vida estabelecido há centenas de anos — sessenta mais dez anos —, não é motivo para nos restringirmos a esse número, quando, atualmente, temos tanto conhecimento sobre a influência da mente sobre o corpo.

Nosso benevolente Criador não nos teria feito com tanta ânsia de longevidade, com o desejo de permanecermos jovens por muito mais tempo, sem possibilidade de tornarmos esse anseio realidade. O simples fato do protesto universal dos seres humanos contra a falta de proporção entre a magnitude de nossa missão na Terra e a brevidade do tempo e a carência de oportunidades para realizá-la, mais a analogia com o reino animal, apontam para a certeza de que não somente fomos criados para ter uma existência muito mais longa, como também não devemos nos abalar com as atuais fraquezas e limitações da velhice.

No maravilhoso mecanismo da humanidade não existe a menor indicação de que fomos projetados para nos tornarmos fracos, incapacitados e inúteis depois de poucas décadas de vida. Pelo contrário, todos os sinais mostram a tendência de progresso para uma vida mais completa, mais produtiva e mais poderosa com a passagem dos milênios. O retrocesso é contrário a todos os princípios e leis. Imagine o Criador moldando humanos de acordo com Sua semelhança de modo a gozarem de uns poucos anos de atividade e crescimento para em seguida entrarem em retrocesso e terminarem sua existência na inutilidade. Não existe nada de Divino nesse quadro. Tudo o que Deus faz carrega o rótulo, o selo, do perpétuo progresso e do eterno crescimento. Não existe retrocesso nos Seus planos; tudo avança para um propósito divino que está na eternidade. Um ser humano decrépito e senil não faz parte do plano da Criação. Se nós pudéssemos compreender a ideia de que nossa realidade é divina e que ela não retrocede nem envelhece, perderíamos todas as sensações de medo e ansiedade, os inimigos do progresso e da felicidade desapareceriam e o processo de envelhecimento seria interrompido.

Creio que chegará uma época em que veremos a velhice como algo irreal, uma negativa ou um mero fantasma da verdadeira pessoa. A rosa que murcha e cai da roseira não é a verdadeira rosa. A verdadeira rosa é a rosa ideal — a ideia que faz brotar uma nova rosa quando cortamos aquela que secou.

Nunca, nem por um instante, permita-se pensar que está velho demais para fazer alguma coisa, porque, como você já sabe, esses pensamentos e crenças acabarão por se manifestar, dando-lhe um rosto prematuramente enrugado e um aspecto de decadência física. Para viver bem e longamente, dê valor ao seu trabalho ou atividade, e persista em fazê-lo. Não comece a diminuir seu ritmo ao completar 50 anos, imaginando que suas faculdades estão se desvanecendo, que você precisa de descanso. Não! Se sentir que está precisando de descanso, tire umas férias ou aproveite os feriados para atividades de lazer, mas não pare de trabalhar! Na atividade existe vida e juventude.

— Eu não tenho tempo para envelhecer — disse-me uma famosa atriz. — Amo meu trabalho, amo a arte e passo todo o tempo absorvida por ela. Tenho tanto a fazer, tantos roteiros e peças para analisar, que jamais fico entediada. Claro que, às vezes, me sinto cansada, mas meu cansaço não tem nada a ver com minha alma; é meu corpo que precisa descansar. Como alguém pode ficar cheio de rugas, fraco e deprimido, quando é feliz, ocupado e mantém seu espírito sempre jovem?

Se você quiser "ser jovem quando velho", adote o lema do relógio de sol: *Eu só marco as horas de luz*. Não se incomode com as horas sem sol, esqueça dos dias desagradáveis, infelizes. Lembre-se apenas dos dias nos quais teve experiências ricas e deixe os outros caírem no esquecimento. Já foi dito que "vivem muito os que têm grandes esperanças", ou seja, há longevidade quando o clima é de entusiasmo.

Nunca desista do amor ou do amor pelo romantismo, porque eles são verdadeiros amuletos contra as rugas e os achaques da idade. Se a mente está constantemente banhada em amor, repleta de sentimentos caridosos pelos outros e disposição de auxiliar o próximo, o corpo se manterá flexível e vigoroso por muito mais tempo do que aconteceria se o coração estivesse ressecado e vazio de compaixão e simpatia por causa de sentimentos de cobiça. O coração aquecido pelo amor incondicional nunca será endurecido pelo preconceito, pelo medo ou pela preocupação, nem será congelado pela velhice.

O maior inimigo da idade é um espírito alegre, amoroso e esperançoso. Aqueles que gostariam de derrotar os anos precisam ter compaixão por todos os seres humanos. Precisam evitar a inveja, a maldade, o ciúme, a preocupação e, acima de tudo, a mesquinhez, que causam amargura no coração, desenham rugas no rosto e afetam a acuidade da vista. Um coração puro, um corpo sadio e uma mente aberta e generosa, somados à determinação de não permitir que os anos pesem, são os tijolos que constroem uma fonte da juventude, que cada um de nós encontrará dentro de si próprio.

Evite os três lamentáveis sintomas da velhice: egoísmo, estagnação e intolerância. Se encontrá-los em seu coração, você saberá que está envelhecendo, mesmo que ainda não tenha atravessado a barreira dos trinta anos. Mas, por causa da bondade do nosso Criador, possuímos três defesas invulneráveis que, se forem usadas, nos farão permanecer jovens mesmo que vivamos cem anos. São elas: progresso, compaixão e tolerância.

Um ideal elevado, um alto propósito, uma meta nobre, tudo o que tem poder para nos fazer olhar para cima e nos incentivar tende a melhorar nossa saúde física e mental. A alma que aspira é a que favorece a longevidade. A aspiração é um tônico perpétuo porque estimula todas as faculdades.

Nossa natureza foi estruturada dentro dos princípios de justiça, honestidade, verdade e beleza, e sempre que violamos esses princípios mental ou fisicamente surge uma discórdia interior e, óbvio, o correspondente desperdício de energia e vitalidade e a deterioração física e mental. A atitude positiva e a serenidade mental são amigas da juventude e refrescam, renovam e rejuvenescem o corpo.

Pense vida, viva a vida; pense jovem, viva a juventude, expresse a juventude em todas as células! Feche sempre as portas aos inimigos da juventude, aos pensamentos que causam o envelhecimento. Esqueça experiências e incidentes desagradáveis. Se mantiver em sua mente um modo harmonioso de pensar, você preservará sua juventude e aumentará sua longevidade.

Resumo do capítulo

- A saúde perfeita, o vigor e a robustez são impossíveis de serem alcançados pelos que vivem e trabalham sob a convicção de que a passagem dos anos os está levando ao declínio, de que suas forças estão diminuindo pouco a pouco. A mente estabelece seus próprios prazos. É nossa convicção que coloca limites.
- Só envelhecemos quando perdemos o interesse pela vida, quando o espírito envelhece e nosso coração esfria. Enquanto formos capazes de tocar a vida em muitos pontos, não poderemos envelhecer em espírito.
- Se mantivermos nosso pensamento voltado para o princípio eterno da juventude e declararmos que a verdade do nosso

ser, a divindade de nós, não envelhece, não envelheceremos prematuramente. Se esse modo de pensar se tornar habitual, ele se manifestará no corpo como harmonia, beleza e graça, retardando o surgimento de rugas e outros sinais da velhice. Você é tão jovem quanto seu espírito. Seu rosto não denunciará seus anos de vida sem que sua mente lhe dê consentimento para isso. A mente é a escultora.

- O pensamento dominante dirige sua vida. Se ele for uma ideia de velhice, ela logo chegará. Se ele for um pensamento jovial, de vida duradoura e produtiva, o corpo terá de atender a essa ordem. *A velhice começa na mente.* O elixir da juventude só existe na mente.
- Lembre-se de que é a mente embolorada que envelhece o corpo. Mantenha-se mentalmente ativo, em constante crescimento espiritual e interessado em tudo o que o cerca. Cresça ou morra!
- Viver deve ser uma perpétua alegria. Juventude é alegria, é um anseio de progresso. Quando não gozamos a vida, quando não sentimos que é delicioso viver; quando não vemos nosso trabalho ou atividade como um grande privilégio, envelhecemos prematuramente.
- Afirme constantemente:

Estou sempre bem, sempre jovem. Só posso envelhecer se produzir as condições da velhice por meio do meu pensamento. O Criador me projetou para ter um crescimento contínuo, avanço e melhoria perpétuos, e não vou abrir mão do meu direito inato de ter uma eterna juventude.

- Para se manter jovem, você precisa aprender o segredo da autorrenovação em seu pensamento e em suas atividades. Pensamentos sérios demais, confusão mental, euforia exagerada, ansiedade, ciúme, inveja e paixões explosivas têm a tendência de encurtar a vida.
- Nunca se permita pensar que está envelhecendo. Se estiver com essa sensação, afirme: "Sou jovem porque estou perpetuamente sendo renovado; minha vida vem da Fonte Infinita e não para de fluir para mim."
- Nunca se permita pensar que está velho demais para fazer isto ou aquilo, porque seus pensamentos e crenças logo se manifestarão sob a forma de rugas e expressão de velhice prematura. Está mais do que provado que somos o que pensamos, que nossos pensamentos formam nossa vida e nosso futuro.
- Temos três defesas invulneráveis contra a velhice e, se as usarmos, seremos sempre jovens, mesmo que vivamos até os cem anos. Elas são: o progresso, a compaixão e a tolerância. As pessoas que possuem essas divinas qualidades serão eternamente jovens.
- O maior inimigo do envelhecimento é um espírito alegre, esperançoso e amoroso. Para vencer a passagem dos anos, precisamos ter compaixão por todos os que nos cercam. Devemos evitar a preocupação, a inveja, a maldade e o ciúme, e toda a mesquinhez que causa amargura no coração, rugas na testa e afeta a acuidade visual. Um coração puro, um corpo sadio e uma mente ampla, sadia e generosa, ajudados pela determinação de não contar os anos que passam, são os tijolos que constroem a fonte da juventude que cada um deve encontrar dentro de si mesmo.

Este livro foi composto na tipografia Adobe Garamond Pro, em corpo 11/15, e impresso em papel off-white no Sistema Cameron da Divisão Gráfica da Distribuidora Record.